Lehrbuch für orthopädische Hilfsarbeiterinnen

Dreizehn Vorlesungen
über orthopädische Krankheiten · Massage · Heilgymnastik
Verbandtechnik und Operationsdienst

Von

Dr. med. Hans Debrunner
Zürich

Zweite stark umgearbeitete Auflage

Mit 74 Abbildungen

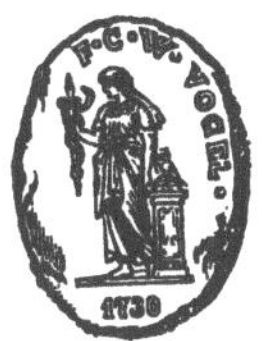

Berlin
Verlag F. C. W. Vogel
1932

ISBN-13: 978-3-642-47149-0 e-ISBN-13: 978-3-642-47440-8
DOI: 10.1007/978-3-642-47440-8

Vorwort.

Das Buch verdankt seine Entstehung einer Anregung, die von meinem hochverehrten Lehrer und Freunde, Herrn Professor Dr. H. Gocht, ausging, unter dessen Führung es mir gestattet war, jahrelang die Kurse für Hilfsarbeiterinnen als Oberarzt der Berliner Universitätsklinik für Orthopädie zu leiten.

Seit einiger Zeit war die Schrift vergriffen, weshalb der Verlag mich um Vorbereitung einer zweiten Auflage bat. Für mein heutiges Empfinden traten neben den Vorzügen einer jugendlichen Schreibart deren Fehler allzu deutlich in Erscheinung. Durch sorgfältige Umarbeitung und starke Kürzung konnte der Inhalt übersichtlicher und knapper zur Darstellung gelangen. Die als erster Teil gedachte Einführung in die normale Anatomie und Physiologie durfte gestrichen werden, da zahlreiche ausgezeichnete und billige Kompendien vorhanden sind, die eine Wiederholung unnötig erscheinen ließen. Die Erfahrungen der Privatpraxis sind eingehend berücksichtigt, unklare Abbildungen weggelassen oder durch bessere ersetzt worden. So glaube ich, das Buch neu aus dem bewährten Geist Gochtscher Arbeits- und Denkweise hervorgegangen und mit Eigenstem da und dort durchsetzt in die Öffentlichkeit entlassen zu dürfen. Wie beim ersten Erscheinen sei es dem Andenken meiner Mutter geweiht, deren Schicksal mich zur Orthopädie bestimmte.

Zürich, im Oktober 1931. **Hans Debrunner.**

Inhaltsverzeichnis.

1. Vorlesung.

Einleitung.

Wie Sie, meine Damen, in Kürze erkennen werden, hat sich die Orthopädie als medizinisches Sonderfach in einer Richtung entwickelt, die es dem ausübenden Arzt nicht mehr gestattet, ohne Hilfskräfte auszukommen. Die mannigfachen, den verschiedensten Teilgebieten entlehnten Behandlungsverfahren lassen sich nicht mehr von zwei Händen allein durchführen. Unblutige und blutige Operationsmethoden, deren Erfolg die Beherrschung der modernen Aseptik voraussetzt, starre Verbände und physikalische Anwendungen, Heilgymnastik und Massage, Orthopädiemechanik und das Handwerk des Bandagisten, sie alle liefern dem Orthopäden Hilfsmittel, mit denen er sich gegen die Leiden seiner Kranken stellt. Sie werden erfahren, daß ohne Röntgenbild und Photographie die moderne Orthopädie unvollständig bleibt. Sie werden von der Fürsorgetätigkeit hören und davon, daß das Verständnis der geistigen Begleiterscheinungen an krüppeligen Kindern ein Sondermaß von Einfühlung und menschlicher Klugheit erfordert. Sie werden aus Ihrer Arbeit lernen, wie wahr und wie stark die liebevolle und hingebende Pflege sein muß, bis sie dem chronisch Kranken, dem unter körperlicher Verunstaltung Leidenden zum Trost und zur seelischen Aufrichtung verhilft. Sie werden Vielfältigkeit und Reichtum Ihres Berufes erkennen und daneben begreifen, daß die Orthopädie der ausgebildeten Hilfsarbeiterin nicht mehr entraten kann.

Es wäre einfach und zuverlässig, wenn jeder Arzt sich eine Hilfskraft selbst zur Art und Besonderheit seiner Arbeitsweise erziehen dürfte. Dazu fehlen meist Zeit und Gelegenheit. Wer Ihrer bedarf, muß einen Grundstock von Kenntnis und Erfahrung bei Ihnen voraussetzen, um seine Absichten darauf pfropfen zu können. Was Ihnen hier geboten wird, ist gewissermaßen ein derartiger Grundstock. Sein Besitz wird Ihnen öffentlich bescheinigt werden. Sie werden damit zu Trägerinnen eines staatlich anerkannten Berufes. Hinter derartigen Rechtstiteln und öffentlichen Anerkennungen lauert versteckt die Gefahr, auf die ich Sie aufmerksam machen muß. Statt sie mit einem Worte zu nennen, will ich versuchen, sie Ihnen zu entwickeln.

Überlegen Sie sich, was wir Ärzte und was auch Sie beabsichtigen, wenn wir uns eines Kranken annehmen! Wir versuchen, sein Leiden so zu beeinflussen, daß es kleiner werde, versuchen zu heilen, zu nützen. Dabei sind wir gezwungen, ins Getriebe des fremden Lebens einzugreifen, seinen Gang zu stören, seine Äußerungen umzugestalten. Seit Jahrtausenden bemühen sich kluge Menschen, herauszufinden, welche Eingriffe, welche Störungen und Umänderungen im gegebenen Falle nützen, welche schaden werden. Die Summe dieser Erfahrungen füllt die Lehren der Medizin. Sie ist nicht konstant, sondern schwankend, stetem Wechsel unterworfen, wird durch Forschung und Erfahrung immer wieder revidiert und erweitert.

Was wir Ihnen zu bieten haben, ist notgedrungen ein abgeschlossenes Ganzes, eine fertige Lehre, die Sie dazu verleiten könnte, die Wahrheit unserer Kenntnisse als eine absolute aufzufassen. Nichts wäre verkehrter als eine derartige Betrachtungsweise. Nur aus Not bieten wir Ihnen eine fertige Lehre, da wir Sie in den Fluß dieser nie abgeschlossenen Entwicklung nicht hineinstoßen dürfen. Nur aus Not schließen wir das Ganze ab, da wir sonst den Fluß ohne Ufer und Begrenzung fänden. Wenn wir Ihnen nun sagen, daß uns das Wesentliche der Medizin vom Subjekt oder vom Objekt aus gesehen gerade dies Fließende, Wechselnde, eben das *Lebendige* bedeutet, so werden Sie sich vielleicht enttäuscht und betrogen fühlen. Ich kann Sie nur mit dem Hinweis auf Ihre praktische Arbeit trösten, die Sie ganz sachte und unmerklich in die Strömung des Lebens um unser medizinisches Denken und Handeln hineinziehen wird.

Was Sie lernen werden ist im Verhältnis zur Erfahrungssumme der Medizin bescheiden zu nennen. Es verlangt darum auch Ihre Bescheidung unter die Führung des kenntnisreicheren Arztes. Wenn ich Sie darauf aufmerksam mache, wie nahe oft Nutzen und Schaden in einer Maßnahme beisammen wohnen, wie strengste Kritik der Wirkungen nicht immer die Sicherheit der Voraussage zu erreichen vermag, wie dienend wir Ärzte vor der leitenden Idee, nicht zu schaden, knien sollten; wenn Sie wirklich den tiefsten Sinn unseres Tuns begriffen haben, dem abwegigen, dem ausgewiesenen, dem an seiner Andersartigkeit leidenden Leben, also dem kranken Menschen den Zugang zum Gemeinschaftsleben wieder zu öffnen: dann, meine Damen, werden Sie vor der Gefahr erschrecken, die in einer überheblichen Selbstsicherheit ruht. Das Gleichnis von den abgehauenen Händen, die kopflos und blind ihre Arbeit weiter verrichten, hat immer wieder seine Symbolkraft bestätigen dürfen. Ihre beschränkte Ausbildung verpflichtet Sie zur Beschränkung. In ihr mögen Sie den Meister zeigen! Den Umkreis dieser Beschränkung sorgfältiger auszufüllen, als wir es hier können, werden Sie in Ihrer Tätigkeit überall Gelegenheit haben. Die Ausbildung mit Ihrer Bildung zu verknüpfen und damit den Beruf in die Einheit Ihrer Persönlichkeit aufzunehmen, werden Sie allenfalls versuchen und unter günstigen Voraussetzungen zu einem schönen Gelingen bringen.

Es sei darum die Bitte an den Anfang gestellt: Ordnen Sie sich ein in die Bindungen Ihres Berufes!

Was die Vorlesungen Ihnen entwickeln werden, setzt voraus die Kenntnis verschiedener Erfahrungstatsachen aus der Biologie des Menschen, namentlich aus den Gebieten der Anatomie und Physiologie. Alles andere soll im Vortrag seine einfache und entsprechende Erklärung finden. Falls Sie auf Widersprüche mit anderen Darstellungen oder Meinungen treffen, so vergessen Sie nicht, daß wir zur Erhaltung eines einheitlichen Bildes unsern Standpunkt möglichst wenig wechseln, daß aber unser Standpunkt nicht der einzige ist, der einen Überblick gestattet. Es gibt verschiedene Schulen der praktischen Orthopädie, die in Methoden voneinander abweichen und sich doch dem gleichen Ziel nähern. Wichtig erscheint mir die gründliche Beherrschung *einer* Arbeitsweise; die Zugänge zu einer andern würden sich, da sie alle miteinander eng verwandt, ohne Schwierigkeit öffnen lassen.

2. Vorlesung.

Über orthopädische Krankheiten.

Allgemeines.

Zuerst, meine Damen, wollen wir einen Überblick zu bieten versuchen über das Wesen und die Absichten der *Orthopädie.*

Von Andry, einem Franzosen, wurde der Name im Jahre 1741 geschaffen. Aus griechischen Worten ist er zusammengesetzt und bedeutet ungefähr „kindlicher Geradwuchs“ oder „Erziehung zur geraden Körperform“. Die Übersetzungen geben einen unklaren Begriff von der Aufgabe, die sich unsere Spezialität gestellt und die darin besteht, *die Krankheiten und damit die Fehlformen und den Fehlgebrauch der Bewegungsorgane zu erkennen, zu verhüten und zu behandeln.*

Fehlform = Deformität heißt Formabweichung und wird hauptsächlich auf äußere Gestalt und inneren Aufbau angewandt.

Die Ursachen dieser Fehlformen sind mannigfach. Bald müssen wir sie in die Zeit vor der Geburt verlegen, so daß wir von *angeborenen Deformitäten* sprechen dürfen; bald sehen wir sie vor unsern Augen am Werk und es entsteht die *erworbene Deformität.*

Über die Entstehung der *angeborenen Deformitäten*, die wir auch als *Mißbildungen* bezeichnen, wissen wir nichts. Allerdings liegen einige Hypothesen vor, von denen Sie vielleicht auch hören werden, die aber alle unbewiesen und darum recht fraglich sind. Sicher begründet ist die Erkenntnis der Erblichkeit vieler Mißbildungen.

Betrachten wir die Entstehung der im späteren Leben *erworbenen Deformitäten*, so wird es bei sachlicher Prüfung der Verhältnisse in vielen Fällen eher möglich sein, die Ursachen aufzudecken. Sie werden Krankheiten kennenlernen, die ihren schädlichen Einfluß in Erweichungsprozessen der Knochen äußern. Wenn jemand sein Bein bricht und die Bruchenden schief zusammenheilen, so ist die spätere Formabweichung verständlich. Werden Bewegungen eines Gelenkes während langer Zeit eingeschränkt, so können bleibende Versteifungen erfolgen. Die Chinesenfrauen vermögen mit ihren über Monate und Jahre hin fortgesetzten Einschnürungen die wohlgeformten Füße ihrer kleinen Mädchen zu verkrüppeln.

Sie sehen, meine Damen, daß wir hier plötzlich auf rein mechanische Ursachen von Deformierungen stoßen. Bei genauer Betrachtung zeigt sich indes, daß die mechanischen Kräfte wie Druck, Zug und Verdrehung nur wirksam sind, wenn sie geraume Zeit und ununterbrochen ihren Einfluß zur Geltung bringen. Schnüre ich ein Füßchen für 10 Minuten ein, so rollt es sich nach Abnahme der Binde wieder zur normalen Form auseinander. Ich kann das täglich wiederholen und werde doch keine bleibende Deformität erhalten. Wie ist nun die Wirkung der Zeit zu bewerten? Sie ist schuld daran, daß der Knochen, der kurz dauernden Kräften widersteht, wenn sie ihn nicht geradezu zerbrechen, infolge seiner Anpassungsfähigkeit, seiner Plastizität den lange dauernden Kräfteeinwirkungen nachgibt und seine Härte verliert. Sie müssen nämlich wissen, daß der Knochen wie jedes andere Gewebe solange er lebt, einer fortwährenden Umgestaltung unterliegt. Während alte, verbrauchte Partien abgebaut werden, entstehen daneben zum Ersatz neue Pfeiler und Bälkchen. Über kurz oder lang wird man mit Recht sagen, daß vom ursprünglichen Knochengewebe nichts mehr vorhanden und das Ganze doch erhalten geblieben ist. Besonders der rasch wachsende, jugendliche Knochen ist noch sehr beeinflußbar, gewissermaßen als plastisch zu bezeichnen. Der spätere Umbau erfolgt langsam und läßt das Skelett starrer erscheinen. Immerhin bestimmt der ständige Wechsel von alten und neuen Elementarteilen — ein Vorgang, der auch im Knochengewebe des erwachsenen Menschen exakt nachgewiesen wurde — das Verständnis für die Anpassung der äußeren Knochenform an Dauereinwirkungen einer veränderten Funktion, also z. B. eines falschen Gelenkgebrauchs. Genaueres über diese Fragen auszusagen würde uns zu weit ab führen. Wir wollen möglichst einfach sagen, daß die Gestalt der Knochen in weitgehendem Maße abhängig ist von den an sie gestellten Anforderungen, also von der Arbeit, die sie zu leisten haben, oder, wie wir das nennen, von ihrer Funktion. Die ganze Lehre der Formbildung lebendiger Gewebe steht heute unter dem Zeichen der *funktionellen Anpassung*.

Es ist nun so, daß jedes lebendige Gewebe, also auch das Knochengewebe, einen inneren Bildungstrieb besitzt, der von sich aus das entstehen lassen will, was der uralten Erfahrung entspricht. Die Tätigkeit, die Funktion also, feilt das Gebilde gleichsam noch aus und um. Ist diese Funktion eine krankhafte, wirken demnach Kräfte gegen die normale Entwicklungsrichtung eines Knochens, so kann er sich vermöge seines ihm innewohnenden Bildungstriebes dagegen wehren. Wird dieser

Trieb aber unterdrückt, oder vermag er nicht gegen die Einflüsse der fehlerhaften Funktion aufzukommen, so darf man diesen Vorgang als Widerstandsschwäche des Knochens bezeichnen. Die Deformität entsteht da, wo ein Mißverhältnis zwischen Funktionsanspruch und knöcherner Widerstandskraft vorhanden ist, praktisch gesprochen nur da, wo der Knochen seinen Anforderungen nicht gewachsen, also für diese Anforderung krank ist. Ein Beispiel soll helfen: Die schlechte Sitzhaltung eines Kindes führt nur dann zur echten Rückgratverbiegung, wenn eine Veranlagung zur Verbiegung da ist, wenn die Wirbel an einer Widerstandsschwäche erkrankt sind und krankhaft auf eine ungleichmäßige Belastung reagieren. Sind natürlich die falschen äußeren Kräfteeinwirkungen wie beim Chinesinnenfuß ungewöhnlich groß, so wird auch der gesunde Knochen in bezug auf sie als von vornherein krank, unfähig zum Widerstand zu bezeichnen sein, genau so wie er der rohen Gewalt eines schweren Sturzes nicht gewachsen zu sein braucht.

Im gewöhnlichen Leben haben wir es selten mit derart unnatürlichen Einwirkungen zu tun. Die Deformität entsteht, auch wo die Funktion den Rahmen des Normalen gar nicht oder nur wenig überschreitet. Da müssen wir, um zu dem Mißverhältnis zwischen umformenden und erhaltenden Kräften zu kommen, die erhaltenden Kräfte als zu schwach bezeichnen. Die eigentliche Ursache der Deformität ruht also im Gewebe drin: wir sehen sie in einer Erkrankung seiner Leistungsfähigkeit, z. B. seiner Festigkeit, seiner Anbautätigkeit oder seiner Anbauschnelligkeit. Diese primäre Ursache liegt im Körper latent vorhanden. Sie bedarf der auslösenden Ursache, des mechanischen Anstoßes, um sich zu äußern. Er braucht nicht von außen an den Körper heranzutreten, sondern kann sich seiner eigenen Kräfte bedienen. Normaler Muskelzug genügt, um einen rachitisch erweichten Knochen krumm zu biegen. Sehr oft handelt es sich um die Einwirkung eines Druckes, der den Knochen belastet, ja um die Einwirkung der Körperschwere. Wir sprechen daher von *Belastungsdeformitäten.*

Eine zweite Reihe von Fehlformen fassen wir unter dem Namen der *Kontrakturen* zusammen. Hier handelt es sich nicht um Formabweichungen im Verlauf einzelner Knochen, sondern um Bewegungseinschränkungen im Bereich von Gelenken. Bald sind sie am Neugeborenen wahrzunehmen, bald entwickeln sie sich erst während des Lebens. Wir müssen ihr Entstehen auf verschiedene Weise erklären. Durch Reizung einzelner Muskelgruppen im zentralen Nervensystem, durch reflexartige Betätigung der Beugemuskeln, z. B. bei Gelenkschmerzen, durch Erkrankungen und vor allem durch Lähmungen sind ihre Bedingungen gegeben. Daneben entstehen Kontrakturen aus Mangel an Gelenkbewegung. Die Weichteile haben die Tendenz, einer lebendigen Elastizität zu folgen und solange zu schrumpfen, bis in kurzer Zeit ein richtiger Spannungsgrad wieder erreicht ist. Es kann so weit kommen, daß die Gelenkenden durch die zusammengeschnürten Bänder unbeweglich miteinander verbunden bleiben. Das Glied ist in seiner fehlerhaften Stellung versteift, aus der Kontraktur, die immer noch gewisse Bewegungsmöglichkeiten besaß, ist die *Ankylose* geworden.

Daß solche Vorgänge meist zur Fixierung in Beugestellung führen, ist dadurch bedingt, daß eine mittlere Beugung physiologisch die Normalstellung bedeutet. Sowohl Streckung als extreme Biegung sind Endstellungen.

Statt der Einschränkung der Beweglichkeit kennen wir auch falsche oder vermehrte Beweglichkeit. Wir sprechen von *Schlottergelenken*.

Als wichtige Ursache, die zu Belastungsdeformitäten und Kontrakturen führen kann, müssen wir noch die Verletzung erwähnen. Schief geheilte Knochenbrüche, Verzerrungen durch Narbenzüge sind ihr aufs Konto zu schreiben. Besonders Verbrennungen und Verätzungen ergeben Narben, die zu schwersten Schrumpfungen neigen und wo sie Gelenke überspringen, zu unheilvollen Bewegungseinschränkungen führen.

Verstümmelungen nennen wir Folgen von Verletzungen oder Krankheiten, die den dauernden Verlust größerer oder kleiner Gliedabschnitte, ja ganzer Gliedmaßen zur Folge haben. Ich erinnere Sie an den Amputationsstumpf als Typus einer derartigen Fehlform, die in seltenen Fällen auch angeboren sein kann.

Der Überblick, welchen Sie durch diese einleitenden Bemerkungen über das Tätigkeitsfeld der orthopädischen Wissenschaft erhielten, dürfte genügen, Ihnen das Gewirr der mannigfachen Formen von Krankheiten und Mißbildungen etwas zu vereinfachen. Da aber die Deformität selbst, die uns in erster Linie interessiert, nur ein Sympton, eine Äußerung irgendeines Grundleidens ist, das verborgen dahinter steckt, will ich Ihnen einige geschlossene Bilder wichtiger Krankheiten entwerfen und später dann einige typische Deformitäten beschreiben, die aus verschiedenen Ursachen erwachsen, zu gleichen und gleich zu beeinflussenden Zuständen führen.

Spezielles.

Beginnen wir mit einem Leiden, dessen Folgen besonders häufig das Eingreifen des orthopädischen Arztes verlangen! Ich meine

die Rachitis.

Englische Ärzte des 16. Jahrhunderts haben sie durch Beschreibungen ihrer verschiedenen Arten bekannt gemacht. Sie ist daher als englische Krankheit in weitesten Laienkreisen gefürchtet.

In den letzten Jahren wurde fleißig nach den bisher verborgenen Ursachen der Rachitis gesucht. Man fand sehr interessante Zusammenhänge mit Stoffwechselstörungen und Ernährungsfehlern. Das Leiden äußert sich vor allem in einer mehr oder weniger stark auftretenden Weichheit der Knochen, die auf einen Mangel an Verkalkung zurückzuführen ist.

Wahrscheinlich handelt es sich um eine Störung im Kalkstoffwechsel, da sein Bauelement, auch wenn es reichlich in der Nahrung vorhanden ist, vom Körper einfach nicht mehr verwendet wird. Heute ist die Krankheit als eine sogenannte Avitaminose erkannt. Das Fehlen der Vitamine löst die Veränderung im Kalkstoffwechsel aus. Als Vitamine

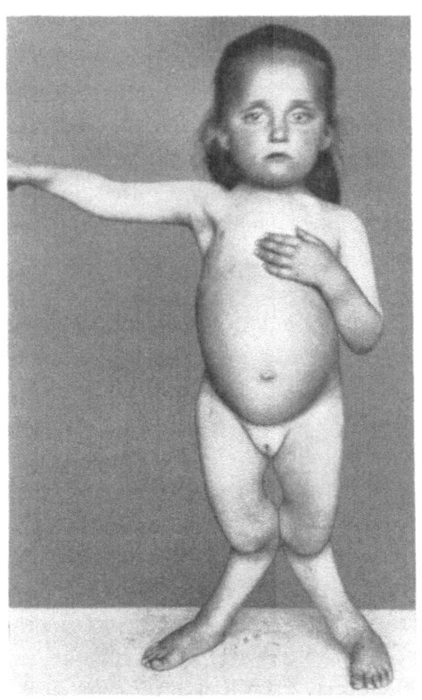

Abb. 1.

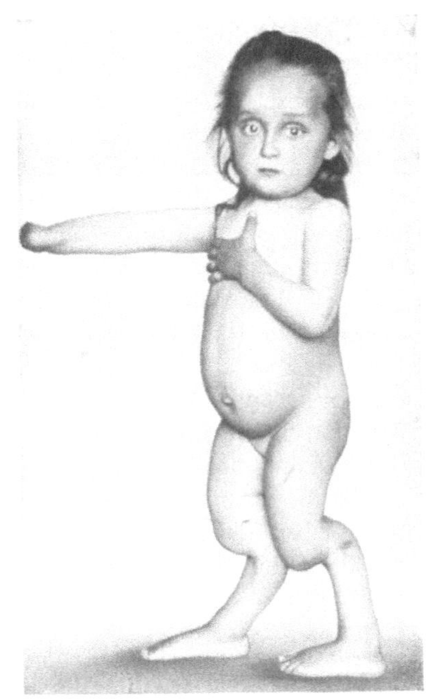

Abb. 2.

Abb. 1 und 2. Schwere rachitische Verbiegungen. (Nach Schanz, Praktische Orthopädie 1928.)

bezeichnet man gewisse Nährstoffe, deren chemische Zusammensetzung noch unbekannt ist, die aber für ein gesundes Leben unentbehrlich sind. Derartige Stoffe finden sich für gewöhnlich in der Kindernahrung in genügender Menge. Bei einseitiger Kost können sie aber fehlen, worauf sich ganz langsam die beschriebenen Veränderungen einschleichen. Durch Abgabe der Vitamine, indirekt also durch zweckmäßige Änderung der Nahrung, sorgen wir für Verhütung oder Heilung. Eine eigentümliche Rolle beim Ausbruch der Erkrankung wird dem Licht zugeschrieben. Vor allem sind es die unsichtbaren ultravioletten Strahlen, deren Heilwirkung bei Rachitis nachgewiesen wurde. Sie vermögen gleichsam die noch im Körper kreisenden Vitamine anzuregen, so daß der vorhandene Kalk wieder im Knochen gebunden wird. Die Strahleneinwirkung geht sogar so weit, daß bestrahlte Nahrungsmittel, Milch, Eier, Gemüse ihren Inhalt an Vitaminen anreichern und damit besonders günstige Heileffekte erzielen.

Aus den Darlegungen wird uns die Entstehungsweise der Krankheit verständlich. Sie tritt überall da auf, wo die Ernährung lange Zeit einseitig blieb, wo Mangel an Luft und Licht das Gedeihen beeinträchtigt. Als eine ihrer Quellen erwies sich die Überfütterung mit Milch und Mehlen, besonders wenn diese Nährmittel dauernd ohne Abwechslung mit anderen Stoffen verabreicht wurden.

Durch Veränderung der Lebensbedingungen, durch Luft- und Nahrungswechsel, Zufuhr frischen Gemüses, Obstes, gemischter Kost, durch Beschränkung der Milch, der Flüssigkeitsmengen, durch Aufenthalt im freien Licht lassen sich die Erscheinungen am besten bekämpfen. Als Medikament verabfolgt man Phosphorlebertran, der eine günstige Beeinflussung des Kalkstoffwechsels erzielt. Ausgezeichnete Dienste leistet die Bestrahlung durch Ultraviolettstrahlen (S. 82).

Worin bestehen die Krankheitssymptome? Im Stadium der vollentwickelten Rachitis treten Schwellungen der Wachstumszonen auf, die den Erweichungsprozeß des Knochens einleiten. Es bilden sich Knoten an den Rippenenden, Verdickungen hinter den Händchen. Wir sprechen vom „Rosenkranz", vom „Zwiewuchs". Partien des Hinterhaupts lassen sich durch Fingerdruck eindellen. Fangen die Kinder an zu sitzen, zu stehen, so gesellen sich Belastungsdeformitäten der Wirbelsäule hinzu; unter der Wucht der Körperschwere biegen sich die Beine, so daß O- oder X-Formen entstehen, die Längsgewölbe der Füßchen verschwinden. Bald befällt der Prozeß gleichmäßig das ganze Skeletsystem, so daß manche dieser unglücklichen Kleinen ein Sammelsurium von Verkrüppelungen darbieten. Bald beschränkt er sich auf gewisse, meist symmetrische Partien. Häufig treffen wir vollständig winklige Abknickungen an Armen oder Schenkeln an: alte Einbrüche der Knochen, die unbemerkt aus geringsten Anlässen sich bildeten und in falscher Stellung verheilten.

Nach und nach geht die Krankheit, wenn die geschwächten Wesen nicht anderen, heimtückischen Leiden erliegen, in Heilung über. Sie hinterläßt die Spuren ihrer Zerstörung. Die Knochenverkalkung kehrt zur Norm zurück. Die Stützelemente des Körpers erlangen ihre alte Stärke, aber ihre Form bleibt verbogen. Ab und zu sieht man auch darin Besserungen. Die Wachstumsenergie erinnert sich gleichsam ihrer einstigen Absicht und zwingt den Knochen entgegen der Belastung in richtige Gestalt. Wo die Abweichung irgendwie nennenswert war, wird sie äußerlich unverändert zur Erhärtung gebracht. Der Arzt sieht sich dann gezwungen, durch Einbrechen (Osteoklasie) oder blutige Durchtrennung mit Meißel und Säge (Osteotomie) frühere Wohlgestalt einigermaßen wieder herzustellen. Leichte Fälle lassen sich durch Massage, passive und aktive Gymnastik, Gipsverbände, Badekuren und Apparate beeinflussen. Häufig genug gelingt es uns nicht, die Spuren ganz zu verwischen. Schönheitsfehler bleiben zurück, seltener hochgradige Verkrüppelungen, Wirbelsäulenverbiegungen und Zwergwuchs, die dem Kranken körperliche und seelische Leiden bringen.

Schwerer ist es, die Fehlformen zu heilen, als vorbeugend gegen das Übel anzukämpfen.

Für die eigentliche Prophylaxe, die Kunst vorzubeugen, entzieht sich dem Arzt meist die direkte Gelegenheit. Die Fürsorge des Staates und freier Verbände kann besser helfen. Sie, meine Damen, dürfen es auch als Ihre Pflicht betrachten, Aufklärung in Ihre Kreise zu tragen. Die Zahl der Erkrankungen war besonders nach dem Kriege enorm. Heute ist sie immer noch sehr hoch. Wo Sie Fehler zu sehen glauben, dürfen Sie mit bescheidenem Rat nicht zögern. Überprüfen Sie des Kindes Kost und verlangen Sie schon vom 4. Monat an Zugaben von Obstsaft, Gemüsebrei. Bekämpfen Sie die Überfütterung mit Milch und Mehlabkochungen bei älteren Säuglingen; wehren Sie sich gegen die Unsitte der übermäßig dicken Bekleidung. Man soll dem Menschlein Gelegenheit geben, seine geringen Muskelkräfte, die ihm vorderhand zu Gebote stehen, im Strampeln zu üben.

Wo Sie Verkrümmungen bemerken, warnen Sie die Mütter vor dem Laientroste, daß sie sich „verwachsen“ würden. Gewiß kommen spontane Besserungen häufig vor; oft bleiben sie aber aus. Das Kind ist zum Schluß wirklich „verwachsen“. Je früher eine Behandlung einsetzt, desto größer ist die Aussicht auf Erfolg, desto seltener sind operative Eingriffe vonnöten.

So wie im Kindesalter treten Prozesse in der Pubertätszeit auf, die auch mit einer gewissen Erweichung und Schwächung der Knochen einhergehen und dieselben Erscheinungen hervorrufen. Man faßt sie unter dem Namen *Spätrachitis* zusammen.

Von ihnen zu trennen sind die besonders bei Frauen nach dem Wochenbett auftretenden Formen schwerer *Knochenerweichung*, Osteomalazie, die zu sehr schlimmen Zuständen führen und die Entkalkung des Skelets bis zu einem Grade bringen kann, daß die Gliedmaßen wie Kautschukmassen sich biegen. Die Krankheit ist selten und scheint Niederungen mit nebligem Klima zu bevorzugen.

Die tuberkulösen Knochen- und Gelenkentzündungen.

Aus einer Reihe von entzündlichen Erkrankungen, die durch lebende Erreger mikroskopischer Kleinheit hervorgerufen werden, greife ich als Beispiel die Tuberkulose heraus.

Der Erzeuger tuberkulöser Entzündung, ein stäbchenartiger Pilz winzigster Größe, findet sich in allen erkrankten Herden menschlicher oder tierischer Organe. Im Freien ist seine Lebensdauer beschränkt, obschon er sich in der Milch perlsüchtiger Kühe lange konservieren kann. Durch ihren Genuß vermag er in den Körper zu gelangen; doch ist weit öfter eine Infektion durch Einatmung gegeben. Der Husten Lungenkranker, ihr lautes Sprechen, Niesen, ihre Küsse übertragen den Bazillus auf den Gesunden. In den feinsten Tröpfchen des Odems durchsegelt er den Raum, wird vom Wirbel eingeatmeter Luft ergriffen und in die Lungen gesogen, wo er sich niedersetzt, um von den Abwehrkräften des Organismus zerstört oder in die nächsten Lymphdrüsen verschleppt zu werden. Dort verfällt er, in verkalkendes Bindegewebe gehüllt, dem Siechtum. Tausende erkranken auf diese Weise, um im eigenen Blut den Schutzstoff zu finden, der eine sofortige Heilung einleitet. Bei 98% aller geöffneten Leichen kann der sezierende Arzt Spuren abgelaufener Tuberkulose nachweisen. Die Schutzkräfte sind aber fast immer tüchtig genug, um die Infektion zu entgiften. Nur wenige, besonders dazu veranlagte Menschen erkranken dann wirklich.

Ungenügende hygienische Verhältnisse begünstigen sowohl die Infektionsmöglichkeit als auch das ausgebrochene Leiden. Wieder sind es die sozial schlecht gestellten Schichten, denen die meisten Opfer entstammen.

Den Vorgang der Bazillenverschleppung aus den Lymphdrüsen des Brustraumes in die Gewebe haben Sie sich ungefähr folgendermaßen vorzustellen:

Die in ihrem Kapselgefängnis unschädlich gemachten Tuberkelpilze brechen aus. Unbekannte, befreundete Kräfte ermöglichen ihr Entweichen. Sie dringen irgendwo in die Blutbahn, um den Kreislauf zu ihrer Reise zu benutzen. Wo sich zierliche Arterien verzweigen und Endbäumchen bilden, bleiben sie stecken, um ihre Giftwirkung zu äußern. Mit Vorliebe suchen sie sich dazu die reichlich mit Gefäßen versorgten Wachstumszentren der Knochen aus. Die Epiphysengegenden im Skelet genießen eine reiche Blutzufuhr; in ihrem nahrungsreichen Gewebe finden sie einen vortrefflichen Boden für ihr Gedeihen.

Der Körper reagiert durch Bildung eines Walles von Kampfzellen um die Pilzkolonien. Auf diesem Stadium kann der Prozeß ausheilen. Meist wird der Wall mitsamt dem umliegenden Gewebe zerstört vom Angreifer; eine neue Verteidigungslinie wird aufgebaut, die ebenfalls zugrunde geht. Ungezählte weiße Blutkörperchen, die zur Abwehr aufgeboten werden, bilden die Elemente der beginnenden Eiterung. Die Bazillen vermehren sich. Der Knochen wird zerstört, bricht unter der Belastung ein; Abszesse fressen sich nach den Gelenken durch, zernagen den glatten Knorpel. Jede Berührung, jede leiseste Bewegung löst entsetzliche Schmerzen aus, und wenn sich der Feind schließlich doch erschöpft, hinterläßt er ein Trümmerfeld. Schwere Deformitäten, Kontrakturen und Ankylosen zeugen von seinem Treiben.

Häufig beginnt der Prozeß im Gelenk, meist in Kapselteilen, die entzündlich anschwellen, zu Versteifungen durch Bindegewebswucherung führen oder eitrige Ergüsse produzieren. Sie blähen die Konturen des Gelenks auf, brechen an verschiedenen Stellen nach außen, um durch diese Fisteln sich zu entleeren. Monate-, jahrelang sickert der dünne, grünliche, immer wieder neugebildete Eiter aus den Öffnungen, bis Patient oder Bazillus ihre Kräfte im Kampfe aufgezehrt haben.

Die Krankheit verläuft in allen Fällen äußerst chronisch. Wo sie zur Heilung führt, ist sie fast immer mit Funktionsbehinderungen erkauft.

Wir versuchen, dem Organismus zu helfen, indem wir die befallenen Gebiete ruhigstellen im Gipsverband, indem wir durch gute Ernährung den Gesamtzustand, durch Sonnenbestrahlung und andere Mittel den Lokalbefund zu bessern trachten.

Von einzelnen Formen erwähne ich Ihnen die tuberkulöse Entzündung der Wirbelkörper, ein unter dem Fachausdruck *Spondylitis* berüchtigtes Leiden. Wie alle Knochentuberkulosen befällt sie vorwiegend das kindliche Alter, obschon Erwachsene nicht von ihr verschont sind. Sie zermürbt die tragende Substanz eines oder verschiedener benachbarter Wirbel, so daß das Rückgrat unter dem Gewicht des Rumpfes zusammenbricht. Während die unversehrten Bogenteile nach hinten ausweichen und einen winkligen Buckel bilden, knickt die Säule vorn ein. Durch den Druck auf das Mark werden Lähmungen der Beine hervorgerufen. Störungen in der Blasen- und Mastdarmfunktion verschlimmern das Bild. Abszesse, die sich sammeln, suchen einen Ausweg aus der Tiefe des Leibes. Längs der Gewebsspalten dringen sie unter die Haut. Im Rücken, an der Bauchwand, am Oberschenkel wölben sie sich vor und bilden unter Zerstörung der Bedeckung ihre Fisteln. Entweder infolge allgemeiner Entkräftung oder durch hinzutretende Erkrankung anderer Organe kommt es zum endgültigen Verfall. Der tödliche Ausgang ist nicht selten. Wo eine Heilung, eine knöcherne Reparatur der Zerstörungen, ein Versiegen der Eiterquellen eintritt, da bleiben meist schwere Deformitäten der Wirbelsäule zurück, die später noch durch Druck auf die inneren Organe schädigend wirken können. Sie äußern sich in mächtiger Buckelbildung, dem Gibbus, auch in seitlichen Verbiegungen. Ein großer Teil der unscheinbaren, verkrüppelten Gestalten, die an uns im Getriebe des täglichen Lebens vorübergehen, danken ihre Mißbildung dem winzigen Keim, dem entsetzlichen Feinde der Menschheit.

Unsere Behandlung zerfällt in Vorbeugemaßregeln, die allgemein zur Verbesserung der sozial-hygienischen Bedingungen führen, im speziellen die Kräftigung des kindlichen Körpers zum Ziele haben sollen. Das ausgesprochene Leiden wird durch Ruhigstellung und Entlastung der Wirbelsäule bekämpft. Gipsbetten, in denen die Patienten gelagert werden, Gips- und Stoffkorsette mit versteifenden und stützenden Metallstreben werden angefertigt. Abszesse müssen abgelassen werden durch Einstechen dicker Hohlnadeln. Lange Jahre hindurch, oft zeitlebens sind die Kranken an entlastende Apparate gebunden. Die Erfolge, obschon nicht glänzend, sind gut, verlangen aber eine geduldige und nicht verzagende Wartung. Sonne und Luft wirken oft Wunder, wenn die Ernährung durch frischen Appetit gesichert ist. Zu warnen ist vor allen gymnastischen Versuchen. Der Arzt wird Fälle bestimmen, denen vorsichtiges Turnen nach der Ausheilung zum Nutzen gereicht. Im großen ganzen werden Sie solche Patienten im Turnsaal nicht finden.

Sehr häufig ergreift der Prozeß das Hüftgelenk. Die *Coxitis* kann als Typus der tuberkulösen Gelenkentzündung gelten. Sie besitzt die beschriebenen Eigentümlichkeiten einer tuberkulösen Erkrankung, als da sind: lange Dauer, Abszeßbildung, Fisteln, Versteifungen in falschen Stellungen. Selten wird die Hüfte wieder beweglich. Dagegen zeigen sich Verkürzungen des Beines infolge Zerstörung der Gelenkenden. Ruhigstellende Gipsverbände, Sonnenliegekuren, entlastende Gehapparate aus Stahl und Leder, die Becken und Bein umfassen, werden zur Therapie zugezogen.

In Knie und Fuß, Schultern, Ellbogen und Hand treffen wir ähnliche Erkrankungen.

Chirurgische Eingriffe mit dem Messer werden selten ausgeführt. Doch sind sie ab und zu imstande, ein Leiden radikal zu heilen unter Opferung des Gliedes oder einer Gelenkfunktion. Falsche Stellungen, Deformitäten der Knochen lassen sich Jahre nach Abklingen des Prozesses durch Osteotomien korrigieren.

Die Tuberkulose gelte als Beispiel einer chronischen Knochen- oder Gelenkentzündung. Daneben kommen rascher verlaufende Formen vor, die ebenfalls zu Verbiegungen und Kontrakturen Veranlassung geben können. Die Ursache liegt im Eindringen bestimmter Infektionserreger in die Blutbahn und von da ins Skeletsystem. (Gewöhnliche Knochen- und Gelenkseiterungen, Syphilis, Gonorrhoe, Typhus u. a.) Wir verzichten auf ihre Darstellung und leiten über zur Besprechung der

Lähmungen.

Wir kennen sensible und motorische Lähmungen. Die sensiblen oder Empfindungslähmungen charakterisieren sich durch das Verblassen oder Verschwinden des Tastgefühls und interessieren uns nur als Begleiterscheinungen gewisser orthopädischer Krankheiten. Die motorische Lähmung erschließt sich aus Kraftabnahme oder Verlust der willkürlichen Bewegung. Ihre Ursache ist in Störungen der motorischen Leitungsbahn, selten in Erkrankungen der Muskeln oder des Willenszentrums zu suchen. Der Nervenfaserverlauf zwischen Hirnrinde und Muskeln ist irgendwie und irgendwo unterbrochen. Der Weg, den der Willensimpuls zu nehmen hätte, ist versperrt. Es besteht ein wesentlicher Unterschied, ob die Störungsstelle im Bereich des ersten oder zweiten Neurons liegt. Eine Verletzung des peripheren Nerven isoliert den Muskel vollständig. Er erschlafft und fällt einem Rückbildungsvorgang, der sogenannten Atrophie anheim. Der gleiche Vorgang spielt sich ab bei Zerstörungen im Bereich der vorderen Rückenmarkswurzel oder der grauen Vorderhörner im Mark, wo die Mutterzelle der gesamten Nervenfaser zu suchen ist.

Sitzt der Prozeß höher, im ersten motorischen Neuron, also entweder in den Pyramidenzellen der Hirnrinde oder in deren Nervenbahn im Rückenmark, so fällt ebenfalls jeder Einfluß des Willens auf den Muskel dahin. Die Reflexbahnen, die zwischen Außenwelt und Muskel unter Umgehung der Willkür eine direkte Verbindung hergestellt haben, funktionieren ungestört. Ihre Reize bringen den Muskel zur Zuckung, ja sie summieren sich, da mit der Ausschaltung des Willens auch die Wirkung der Hemmvorrichtung illusorisch wird. Jeder kleine, die Peripherie (Außenhaut) treffende Reiz jagt unbehindert über seine Bahn und erzwingt eine Kontraktion in der Muskulatur. Sie ist daher in ständiger Spannung; der Spannungszustand, den wir Tonus nennen, ist dauernd erhöht. Wir haben es mit einer *spastischen* oder *Krampflähmung* zu tun, als deren Gegensatz wir die *schlaffe Lähmung* kennenlernten.

Verschiedene Lähmungsformen.

Aus fröhlichem Spiel heraus erkrankt plötzlich ein Kind an den Erscheinungen einer ganz heftig auftretenden Infektion. Nach ein bis zwei Tagen zeigt es sich, daß die Glieder schlaff und bewegungslos im Bett liegen. Die Beine, die Arme sind gelähmt. Eine Woche vergeht; die akuten Äußerungen des Leidens verschwinden. Auch die Lähmungen bilden sich mit den Monaten zurück bis auf gewisse Reste, welche bleiben. Bald sind es nur die Wadenbeinmuskeln der einen Seite; bald sind es Muskelgruppen im Ober- und im Unterschenkel. Nicht selten erstreckt sich der dauernde Defekt auf beide unteren Extremitäten, auf Schulter oder Hand. Die Kombinationen sind mannigfach; am häufigsten treffen wir Lähmungen der Wadenmuskeln, eines vorderen Schienbein-, eines Wadenbeinmuskels, der Streckgruppe im Oberschenkel und der Deltafasern am Oberarm.

Es kommt vor, daß kurze Zeit nach dem ersten ein zweiter Fall auftritt in nächster Umgebung, sei es im gleichen Hause oder im gleichen Dorf. Umschriebene Epidemien lassen sich verfolgen, so daß die Forscher in der *Kinderlähmung*, Poliomyelitis anterior, eine Infektionskrankheit erkennen. Allerdings gelang es bis jetzt nicht, den Erreger festzustellen. Das Wesen des Vorgangs haben wir in einer Zerstörung von Vorderhornganglienzellen des Rückenmarks zu suchen. Durch den entzündungserzeugenden Giftstoff, der auf irgendeine unbekannte Weise zu den motorischen Bahnen des Markes gelangt, werden sie zerstört. Der Reiz greift auch auf die Nachbarzellen über. Sobald er nachläßt, erholen sich die wenig geschädigten Nervenelemente, die vom Herd entfernt liegen, während die anderen sich nicht mehr reparieren lassen. Auf diese Art erklärt sich die Eigentümlichkeit, daß die Krankheit weit schwerer beginnt, als sie endigt. Der Sitz im zweiten motorischen Neuron bedingt das Auftreten schlaffer Lähmungen. Alle Reflexe fallen weg; denn die Leitung durch den peripheren Nerv zum Muskel ist unterbrochen. Dies ist der Grund, warum die Fleischbündel sehr bald atrophieren, d. h. dünner und schmächtiger werden. Gelähmte Gliedmaßen sind daher mager, oft infolge mangelnder Bewegung nur träge von Blut durchflossen, blau verfärbt. Die Gelenke haben die Neigung, zu schlottern oder sich zu kontrahieren. Im Winter ist die Haut von Frostbeulen bedeckt, die oft zu schwer heilenden Geschwüren führen.

Gegen diese Lähmungen anzukämpfen, verwenden wir in weitgehendem Maße Massage und Elektrizität. Monatelange Bemühungen sind oft noch von Erfolg gekrönt. Was sich nach zwei Jahren nicht wieder hergestellt hat, bleibt meist dauernd geschädigt.

Die Krankheit tritt vorwiegend bei Kindern auf, ohne Erwachsene zu verschonen. In sehr schweren Ausnahmen vermag sie durch Lähmung der Atemmuskeln zum Tode zu führen. Sonst heilt sie aus unter Zurücklassung der Defekte. Sie sind es, die dem Orthopäden zu schaffen machen.

Durch Schienen und elastische Züge aus Gummi oder Spiralfedern werden schlotternde Gelenke festgestellt, fehlende Muskeln ersetzt. Operative Eingriffe ermöglichen es, gesunde und funktionsfähige Sehnen auf gelähmte zu überpflanzen, wodurch der Ausfall verdeckt wird.

Selten findet der Arzt die günstigen Verhältnisse normalen Skeletverlaufs. Kontrakturen haben sich gebildet, indem die noch vorhandene gesunde Muskulatur zu Schrumpfungen neigt, die durch Antagonisten nicht mehr ausgeglichen werden kann. Dem Zug der Schwere folgend nehmen die Füße oder Hände falsche Stellungen an; Belastungsdeformitäten bilden sich aus. Das Wachstum der Gliedmaßen bleibt zurück, da es des Reizes ständigen Gebrauchs entbehrt. X-Beine, Spitz- und Klumpfüße entstehen. Gegen diese gefürchteten Formveränderungen läßt sich mit zweckmäßiger Massage, passiver und allenfalls auch aktiver Gymnastik ankämpfen. Fast stets wird es der vereinten Geduld von Arzt und Hilfsarbeiterin gelingen, den Kranken so weit besserungsfähig zu erhalten, daß spätere Maßnahmen seine Leistungsfähigkeit wieder herstellen, daß er außer in besonders trostlosen Fällen nicht mehr allein auf das Wohlwollen der Mitmenschen angewiesen ist.

Die *spastischen* Formen der *Lähmungen* sind im Gegensatz zum besprochenen Leiden häufig angeboren. Wir unterscheiden zweierlei Arten, nämlich die sogenannte halbseitige Gliederstarre und die doppelseitige, vorwiegend die untere Extremität befallende, nach ihrem Entdecker benannte Littlesche Krankheit. Man erklärt sich ihre Entstehung aus Entzündungsvorgängen, die sich in der Hirnrinde des Föten abspielen, aus Schädelverletzungen unter der Geburt, die zu zerstörenden Blutungen ins Gehirn oder Rückenmark führen, kurz aus Läsionen im Gebiet der zentralen Nervenelemente. Unkontrollierbare Reize aus diesen Gegenden vermögen periphere Muskelgebiete in Krampf zu setzen; die ungehemmten Reflexe erzeugen dauernde Zuckungen. Das an doppelseitiger Krampflähmung erkrankte Kind geht infolge der Zusammenziehungen in den Wadenmuskeln unsicher und stampfend auf den Zehen. Meist hat der Prozeß, da er sich im Gehirn abspielt, auch den Intellekt geschädigt, so daß schwere Formen zu den traurigsten Erscheinungen gehören, die ein Krüppelheim bevölkern.

Durch versteifende Schienen, durch operative Beseitigung vorhandener Kontrakturen, durch Sehnenverlängerungen und Schwächung der Nerven, dann durch lange Zeit fortgesetzte Massage und Übungstherapie bringt man die Kinder zum Laufen. Mit der Erweiterung der Erfahrungsmöglichkeiten hält häufig die Entwicklung der Intelligenz Schritt.

3. Vorlesung.

Über typische Deformitäten.

Angeborene Mißbildungen.

Nachdem wir ein paar geschlossene Krankheitsbilder betrachtet haben, die jeweils auf einheitliche Ursachen zurückzuführen waren, wollen wir in der heutigen Besprechung uns über verschiedene, ursächlich nicht zusammenhängende, aber in ihren Erscheinungen gleichartige Deformitäten besprechen. Wir beginnen mit den *angeborenen Deformitäten* oder *Mißbildungen*, von denen wir einige wichtige Formen zusammenstellen.

Der angeborene *Schiefhals* weist eine Verkürzung eines der Kopfnickermuskeln auf, wodurch der Schädel auf die kranke Seite neigt, das Gesicht nach der gesunden gedreht wird. Die Stellung läßt sich mechanisch erklären: Ansatz und Ursprungsort des Muskels sind einander genähert. Das der verkürzten Halspartie entsprechende Ohr rückt dadurch der Schulter entgegen, während das Kinn sich von ihr abwendet. Kulissenartig springt die gestraffte Sehne am Brustbein vor.

Eine chronische Muskelentzündung im Mutterleibe oder eine Zerreißung unter der Geburt können zu diesen Abnormitäten führen. Die dauernde Schiefhaltung des Kopfes vermag nach und nach eine unsymmetrische Ausbildung des Gesichts zu entwickeln. Ebenso entsteht gewöhnlich eine der Halskrümmung entgegengerichtete Krümmung der Brustwirbelsäule, also eine Skoliose, die später oft schwer zu beseitigen ist. Die Behandlung sucht mit der Durchschneidung der verkürzten

Sehne das Redressionshindernis zu beseitigen. Nachträgliche Fixation in korrigierenden Gipsverbänden und Apparaten, kräftige Gymnastik und Massage bringen Heilung.

Wir kennen daneben erworbene, durch Narbenzug, Verletzungen, rheumatische und entzündliche Prozesse entstandene Schiefhalsbildungen.

Der angeborene *Klumpfuß* weicht in seiner Form vom normalen Fuß dadurch ab, daß er stark nach außen, im Sinne einer Supination gedreht, während der Zehenteil nach innen geführt ist. Im Stehen hat der Fuß die Neigung, nur den Außenrand zu belasten. Bei schweren Verkrüppelungen kommt es so weit, daß der Patient auf dem Fußrücken geht. Die eigentliche Ursache ist unbekannt. Wahrscheinlich bestehen Erbzusammenhänge.

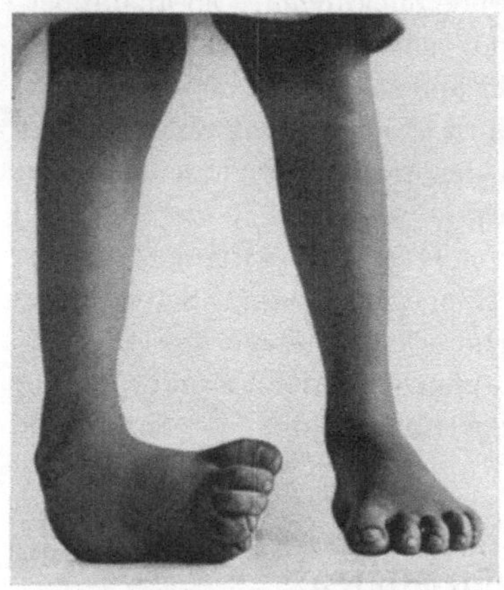

Abb. 3. Angeborener Klumpfuß.

Da der Fehler um so leichter zu beseitigen ist, je früher er angegriffen wird, müssen schon am Säugling weniger Tage die Umformungsmanipulationen beginnen. Hat das Füßchen sich genügend gelockert, so wird es durch Gips- oder Heftpflasterverbände in überkorrigierter Stellung gefesselt. Später halten Schienen und besonders gearbeitete Schuhe das Resultat fest. Eventuell kommen Knochenoperationen in Frage.

Erworbene Klumpfüße, deren Symptome und Therapie wenig vom Besprochenen abweichen, entstehen ab und zu nach schlecht verheilten Knöchelbrüchen, bei Lähmungen oder nach Entzündungen im Bereich des Fußes.

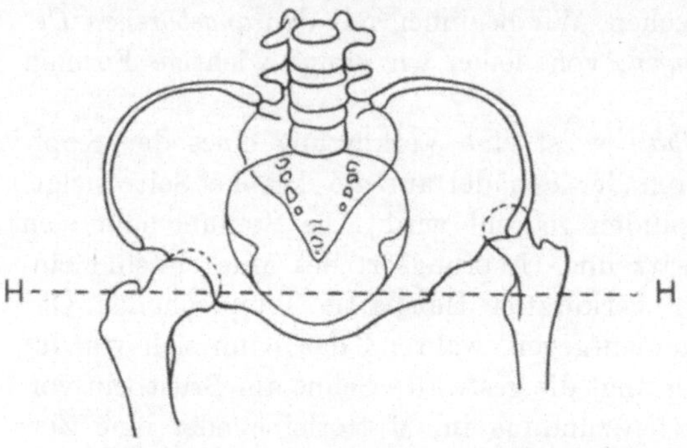

Abb. 4.
Schema einer angeborenen linksseitigen Hüftgelenkluxation.
(H - - H = Horizontale zum Vergleich der Höhe beider Rollbügel.)

Eine für das spätere Leben sehr unangenehme Deformität werden wir in der angeborenen *Hüftgelenkluxation* kennenlernen. Wir verstehen darunter eine Ausrenkung des Oberschenkelkopfes, mit der die Kinder zur Welt kommen. Über ihre Entstehung ist nichts Sicheres bekannt.

So lange die Beine im Stehen und Gehen nicht belastet werden, merken die Angehörigen von dem Fehler nichts, da der Hüftkopf die Pfannengegend noch nicht verlassen hat. Sowie die ersten Schritte versucht werden, fällt dem aufmerksamen Beobachter der watschelnde Gang auf, der mit den Monaten und Jahren immer schlechter wird. Durch die Belastung rutscht nämlich der Schenkelkopf mehr und mehr aus der an sich schon flachen Pfanne am Beckenknochen in die Höhe. Ist die Luxation auf eine Seite beschränkt, so hinkt der Kranke auf der betreffenden Hüfte. Hat sie sich links und rechts ausgebildet, so gleicht der Gang dem eiligen Schaukeln einer Ente. Sie können sich den Mechanismus daraus erklären, daß der tragende Hüftkopf einfach keinen knöchernen Halt findet, sondern bei jeder Belastung des Beines gewissermaßen am Becken emporgleitet, bis die Last von seinen mächtigen Bändern abgefangen wird. Die Kraft der Gesäßmuskeln versagt zum Teil, da ihre Haftstellen am Becken und Schenkelschaft sich mit der Zeit so stark nähern, daß sie auch bei größter Verkürzung noch zu lang bleiben. Steht der Kranke auf seinem luxierten Bein, so vermag die Gesäßmuskulatur nicht, das Becken horizontal zu halten, es neigt sich vielmehr stark nach der entlasteten Seite. So entsteht das Hinken. (Trendelenburgsches Phänomen.) Dadurch, daß die Unterstützungspunkte des Beckens nach rückwärts verlegt werden, hat es die Neigung, nach vorn zu kippen. In der Tat zeigen die Kinder eine mächtig ausgeprägte Lendenlordose, wodurch sie ihren Rumpf aus der Bewegung nach vorn wieder aufzurichten bestrebt sind.

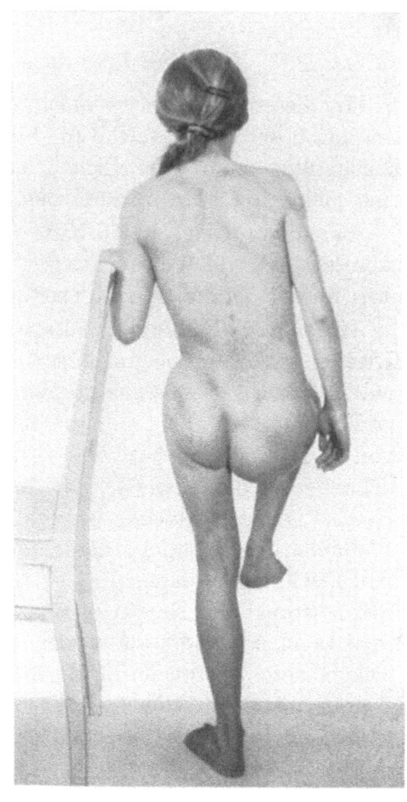

Abb. 5. Trendelenburgsches Phänomen bei linksseitiger Hüftluxation. Das Becken fällt nach rechts ab.

Bestünde nur im Hinken das Übel der Krankheit, so wäre sie nicht so gefürchtet. Die ständige Inanspruchnahme der Bänder, die Zerrungen im Kapselschlauch führen aber zu Veränderungen, die Schmerzen und häufig genug Gehunfähigkeit erzeugen. Eine gute Therapie muß daher frühzeitig einsetzen.

Sobald die Mißbildung erkannt ist, muß die Hüfte eingerenkt und im Gipsverband solange an richtiger Stelle festgehalten werden, bis das Gelenk imstande ist, sich selbst zu halten. Wo die Einrenkung nicht gelingt, kommen Operationen in Frage. Auch für Massage und Heilgymnastik ist im Behandlungsplan der Hüftverrenkung sehr viel Platz frei gelassen. Wir werden später auf Einzelheiten eingehen.

Erworbene Mißbildungen.

In diesem Abschnitte möchte ich mit Ihnen einige Erkrankungsformen besprechen, welche für Sie das größte Interesse haben, da ihre Behandlung zum wesentlichen Teil Ihrem Geschick anvertraut wird. Ich meine die Deformitäten des Rückgrates.

Bei dieser Gelegenheit halte ich es für zweckmäßig, Ihnen etwas über die Art und Weise zu sagen, wie wir uns orientieren über die Lage bestimmter Punkte am Körper als Raum.

Wie wir die Erdkugel zu Lokalisationszwecken mit einem Netz von Kreisen umziehen, so umziehen und teilen wir den Leib durch Linien und Flächen. Die zweiseitig symmetrische Gestaltung läßt ihn nie in zwei Hälften zerfallen, die, was die äußere Form betrifft, die Ähnlichkeit von Spiegelbildern besitzen. Eine von vorn nach hinten sich ausdehnende Medianebene schafft diese gleichmäßige Teilung. Alle zu ihr parallel gelegten Flächen bezeichnen wir als Sagittalebenen, da sie der Pfeilnaht des Schädels, der Sutura sagittalis, parallel verlaufen. Zu ihnen senkrecht stehen die Frontalebenen, die gleichlaufend mit der Stirne (frons) den Körper in eine vordere und eine hintere Hälfte teilen. Senkrecht zu beiden läßt sich als Standebene die Horizontalfläche ziehen, deren Parallele die sogenannten Körperquerschnitte darstellen. Damit haben wir die drei Koordinaten fixiert, die zur exakten Bestimmung irgendeiner Gegend genügen.

Was von der Medianebene nach seitwärts gelegen ist, bezeichnen wir als lateral, was ihr von einem seitlichen Punkte aus näher liegt, als medial. Vorn und hinten finden entsprechende Worte: bauchwärts = ventral und rückenwärts = dorsal. Oben und unten heißt in ärztlicher Sprache besser kranial (kopfwärts) und kaudal (schwanzwärts). Was gegen das Ende einer Extremität zu seinen Sitz hat, benennen wir distal, im Gegensatz zu zentral oder proximal, d. h. dem Zentrum näher. Auch auf die Gliedmaßen übertragen wir die Worte; wir reden von einem Handrücken, einer Handfläche (dorsum, vola; dorsal, volar), von einem Fußrücken und einer Fußsohle (dorsum, planta; dorsal, plantar).

Bei den mannigfachen Bewegungen nennen wir nur ihre einfachen Formen, da sich alle in diese Komponenten zerlegen lassen:

Beugung = Flexion,
Streckung = Extension,
Drehung = Rotation,
Umwendung nach innen = Pronation (Hand, Fuß),
Umwendung nach außen = Supination (Hand, Fuß),
Heranführen nach der Mittellinie = Adduktion,
Wegführen von der Mittellinie = Abduktion.

Als Kyphose bezeichnen wir die dorsal-konvexe Ausbiegung der Wirbelsäule in der Medianebene, als Lordose ihr Gegenteil. Skoliose bedeutet Seitenabweichung des Rückgrates nach links oder rechts von der Medianebene.

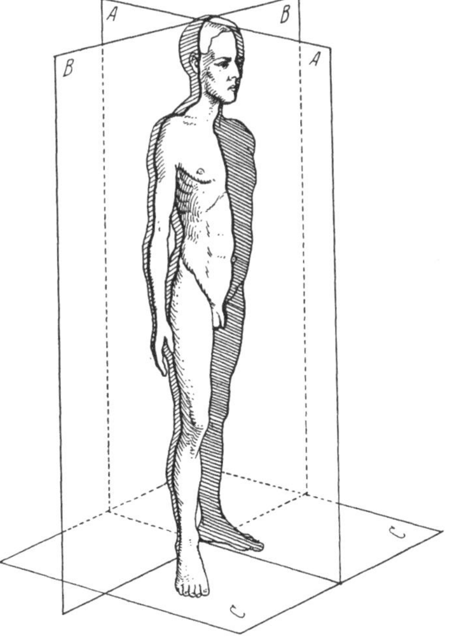

Abb. 6. Die Hauptebenen des menschlichen Körpers.
(AA = Medianebene, BB = Frontalebene, CC = Horizontal- oder Querschnittsebene.)

Mit diesen Ausdrücken, auch den fremdsprachigen, müssen Sie sich wohl oder übel vertraut machen, da sie zum engsten Sprachschatz des Arztes gehören und zum Verständnis der folgenden Ausführungen vorausgesetzt werden.

Wir trennen symmetrische und asymmetrische Verbiegungen. Während die ersten in einer krankhaften Vermehrung der physiologischen Krümmungen beruhen und in der Medianebene verlaufen, weisen die zweiten Arten laterale Ausbuchtungen, Skoliosen, auf.

Die Ursachen dieser Gestaltsveränderungen sind mannigfach. Die Mehrzahl entwickelt sich aus der Rachitis. Leider lokalisiert sich die englische Krankheit nicht nur in den Extremitätenknochen; sie entkalkt mit Vorliebe die Wirbelkörper, die infolge ihrer Stützfunktion der Festigkeit nicht ohne Nachteil entraten können.

Neben der Rachitis treten alle anderen ursächlichen Faktoren in den Hintergrund. Die Knochenerweichung, entzündliche Vorgänge im Gebiete des Rückgrates, die z. B. in der Form des tuberkulösen Gibbus zu Knickungen führen, narbige Kontrakturen in ihrer Umgebung, sei es im Brustfell, sei es in den Muskeln, Lähmungen und allgemeine Körperschwäche, Ungleichmäßigkeiten in der Beckenstellung durch Beinverkürzungen, angeborene Defekte oder Fehler in der Keimanlage führen seltener zu Mißbildungen der Wirbelsäule.

Die verschiedenen Fehlformen lassen sich am besten ableiten aus der *Entwicklung der physiologischen Krümmungen.* Das Neugeborene kommt mit einer leichten Totalkyphose zur Welt, die sich im Liegen sehr bald streckt. Im Sitzen knickt das Rückgrat im Gebiet der untersten Brustwirbel nach vorn, da dem Säugling die Muskelkräfte zur Geradehaltung des Rumpfes noch fehlen. Dagegen vermag er bald den Kopf zu tragen, wodurch sich die Lordose im Halsteil ausbildet, der bei Steh- und Gehversuchen die Lendenlordose folgt. Die Wirbelsäule des Heranwachsenden beschreibt daher die bekannte S-förmige Biegung in der Medianebene. Aus einer der genannten Ursachen bleibt diese Formung aus, oder sie wird übertrieben. Die nachlässige Haltung im Stehen oder Sitzen, die rasche Ermüdung der Muskeln, aus mangelhafter Körper-

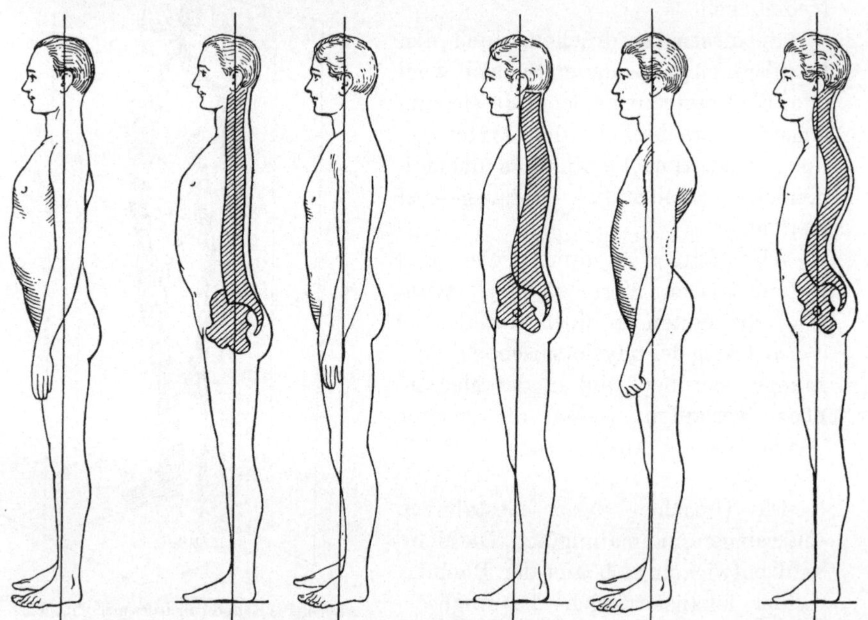

Abb. 7. Haltungstypen von links nach rechts: flacher Rücken, Normalhaltung, runder Rücken) (Nach Schanz, Praktische Orthopädie, 1928.)

frische entspringende Energielosigkeit wirken dabei im Sinne einer fehlerhaften Belastung, der sich die Wirbel anpassen. Die Stunden bewegungslosen Zwanges in der Schulbank können den Vorgang begünstigen. Es entstehen die als Haltungsanomalien bekannten Formen des *runden* und *hohlrunden Rückens*, deren leichte Schweifungen noch normal und als besondere, dem Gesunden beizuzählende Haltungstypen abzutrennen sind. In lückenlosem Übergaog zu immer stärker ausgeprägten Arten kommen wir ins Gebiet des Krankhaften. Was für die Jugend als Durchschnitt angenommen wird, hat für spätere Jahre keine Geltung mehr. Der Greis besitzt in unserer Vorstellung eine gebückte Haltung, die für die Vollkraft der Jahre schon als Fehlform wirken müßte.

Der runde Rücken zeichnet sich dadurch aus, daß die Wirbelsäule vom Kopf bis zum Kreuz einen gleichmäßigen Bogen nach hinten beschreibt. Die Streckmuskulatur zeigt sehr oft mangelhafte Entwicklung, so daß die Dornfortsätze sich unter der Haut vorbuckeln. Die Schulterblätter folgen dem Zug der Arme und stehen wie Knospen kleiner Flügel vom Rücken ab. Diese müde und nachlässige Haltung, die wir durch energischen Zuruf vorübergehend straffen können, findet sich besonders bei jungen, rasch wachsenden Mädchen von grazilem Körperbau, fehlt aber auch bei Knaben nicht.

Der hohlrunde Rücken, der vom besprochenen Typus nur dadurch abweicht, daß die Lendenlordose pathologisch vermehrt ist, während sich die Kyphose auf Hals und Brust beschränkt, bildet die zweite häufige Haltungsdeformität. Meist springt der Bauch vor wie eine Trommel infolge einer Schlaffheit seiner Decken. In schwereren Fällen treten aber wie bei der Totalkyphose Veränderungen im Knochen hinzu, die eine Umgestaltung und Anpassung an die neue Form einleiten. Die Bänder des Rückgrates beginnen zu schrumpfen, so daß eine Korrektur aktiv unmöglich wird, passiv auf Widerstand stößt.

Die Behandlung hat in erster Linie durch Ermahnungen den Ehrgeiz zu besserer Haltung zu wecken. Der Gebrauch der Muskeln bei Spiel und Bewegung im Freien, kräftige Ernährung, Beseitigung rachitischer Merkmale genügen nur in leichteren Fällen. Durch Massage des Rückens und eine ausgiebige und ausgewählte Gymnastik kämpft man gegen die Symptome der Krankheit an. Wir werden Ihnen später besondere Rezepte für Turnübungen zusammenstellen, aus denen Sie das Beste für jeden Kranken herausproben und dann konsequent anwenden sollen. Die Behandlung zieht sich mit Unterbrechungen über Monate hin.

Oft kommen wir mit diesem therapeutischen Rüstzeug allein nicht aus. Korrigierende Gipsverbände, Apparate und Stützkorsette müssen helfen, ein erreichtes Resultat zu sichern.

Eine Anomalie muß hier Erwähnung finden, die sich in einem unschön steifen, geraden Verlauf der Wirbelsäule äußert. Es ist der sogenannte *flache Rücken* (s. Abb. 7). Die physiologischen Krümmungen fehlen. Muskelschwäche läßt das Relief des Rückens flach erscheinen. Nur die Schulterblätter stehen unter der mageren Haut vor. Durch Massage und allgemeine Freiübungen läßt sich das an und für sich unschädliche Leiden beseitigen. Daß etwas dagegen getan werden muß, zeigt seine große Neigung zur Bildung seitlicher Verkrümmungen.

Damit kommen wir zu den asymmetrischen Rückgratsverbiegungen, den

Skoliosen.

Die Mehrzahl der Skoliosen wird im Leben erworben; die Rachitis spielt als bedingende Ursache die Hauptrolle. Doch kennen wir angeborene Arten, die durch Unregelmäßigkeiten im Bau der Wirbel, durch überzählige Rippen und ähnliche Entwicklungsfehler entstehen. Daß entzündliche Prozesse am Knochen und dem damit verbundenen Brustkasten auftreten, daß Verletzungen, Lähmungen und allgemeine Muskelschwäche zu Skoliosen führen, soll nur erwähnt werden. Daneben kennen wir eine gewisse allgemeine Insuffizienz der Knochen, d. h. eine im Verhältnis zu den normalen Anforderungen ungenügende Erstarkung der Wirbelkörper, die vor allem bei der heranwachsenden Schuljugend sowohl symmetrische als asymmetrische Deformitäten erzeugt.

Nach dem Sitz der Verbiegung unterscheiden wir Hals-, Brust- und Lendenskoliosen (die entsprechenden termini technici lauten Cervikal-, Dorsal-, Lumbalskoliosen), sodann Formen, die mehrfache Krümmungen aufweisen, daß die Dornfortsätze die Linie eines lateinischen S beschreiben. Kyphoskoliosen nennen wir Kombinationen von seitlicher Ausbuchtung der Wirbelsäule mit Buckelbildung.

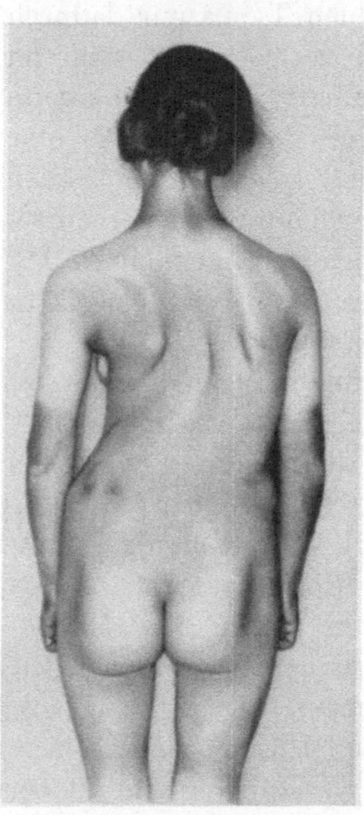

Abb. 8. Rechtskonvexe Dorsalskoliose rachitischen Ursprungs.

Es liegt in der Natur dieser Dinge, daß die Entwicklung einer Skoliose mechanischen Gesetzen folgen muß. Sie stellt daher in ihrer späteren Entwicklung alle Merkmale einer Belastungsdeformität zur Schau. Die Kräfte, die zu einer Verbiegung aus der Medianebene zwingen, müssen asymmetrisch ansetzen. Auslösende Ursache ist somit entweder Wirkung asymmetrischer Kräfte auf die an und für sich gleichmäßig widerstehende Wirbelsäule oder Wirkung der bald symmetrischen, bald asymmetrischen Belastung auf die ungleichmäßig widerstehende knöcherne Tragsäule.

Neben dem Einfluß der Körperschwere macht sich der des Gleichgewichts geltend, sobald die Ebene, auf der das Rückgrat senkrecht hochsteigt, in schiefe Lage kommt. Diese Ebene wird für die ganze Wirbelsäule repräsentiert durch die obere Gelenkfläche des Kreuzbeins, auf welcher der fünfte Lendenwirbel als Träger der gesamten Wirbelkolonne aufruht. Das Kreuzbein, als Bestandteil des Beckens, ist dabei von der Beckenstellung abhängig. Sobald sich das Becken nach links neigt, muß auch die senkrecht aus ihm emporwachsende Wirbelreihe seitlich abweichen vom Lot. Dadurch hat der Körper die Tendenz, nach links zu fallen. Er sucht das verschobene Gleichgewicht herzustellen, indem er den oberen Teil der gegliederten Säule im Bogen nach rechts führt, bis der Rumpf ausgewogen ist. So entsteht eine linksseitige Skoliose, deren Ursache in statischen Verhältnissen zu suchen ist. Sie sind gegeben, sobald durch irgendeinen Prozeß ein Bein verkürzt ist. Derartige Skoliosen sind nicht sehr selten. Genau der gleiche Vorgang kann sich abspielen, wenn irgendwo in höheren Abschnitten der Wirbelsäule schiefe Tragflächen geboten werden, z. B. durch keilförmige Entwicklung eines einzelnen Wirbels. Die darübergelegenen Partien suchen ebenfalls die Mittellinie wieder zu erreichen. Daneben werden auch die tiefer gelegenen Teile statisch beeinflußt. Wir werden versuchen, die Einzelheiten der Skoliosenbildung näher auseinander zu setzen.

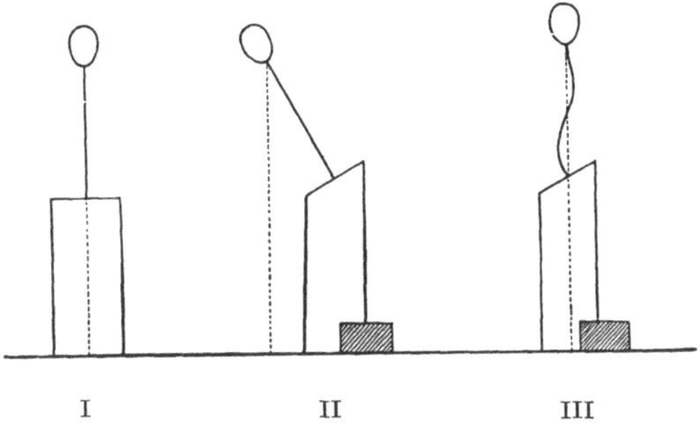

Abb. 9. Entstehung der Skoliose durch Schrägstellung des Beckens (s. Text).

Wenn wir einen elastischen Stab gleichmäßiger Masse und Form, der senkrecht aus einer Horizontalebene aufsteigt, nach seitwärts abzubiegen suchen, so wird er sich weiter nicht ändern in seinem Aufbau. Die konkavseitigen Partien werden gegeneinander gepreßt, die konvexseitigen gedehnt. Die Krümmung verläuft in der Richtung des Zuges, ohne daß Drehungen um die Längsachse vorkommen. Ist der Stab aus mehr oder weniger elastischen, unter sich gleichen Würfeln zusammengesetzt, so ändert sich der Befund nicht. Dagegen wird die Wirkung konkavseitiger Pressung und konvexseitiger Dehnung sichtbar an der Umformung dieser Kuben in keilförmige Stücke. Solche Erscheinungen treten auch an der Wirbelsäule auf, indem die Zwischenwirbelbandscheiben sofort im Bogeninnern zusammengedrückt, auf der Außenseite dagegen gedehnt werden. Sie ändern ihre symmetrisch kubische Form in die Keilform um. Der Wirbelkörper wird, wenn er nicht eine gesunde Knochenfestigkeit besitzt, nach und nach unter der einseitigen Belastung ebenfalls nachgeben und äußere Form sowie inneres Gefüge der Keilgestalt annähern. An den Stellen der stärksten Krümmung, an den *Scheitelpunkten* der Skoliose, läßt sich diese Umformung am deutlichsten nachweisen. Wir bezeichnen derartig veränderte Wirbel als *Keilwirbel*. Ihr Vorhandensein bildet das zäheste Hindernis einer Behandlung.

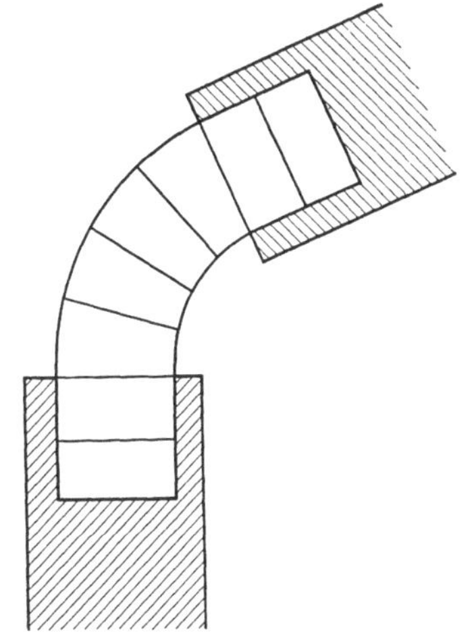

Abb. 10. Entstehung der Keilform bei Biegung einer elastischen Wirbelreihe.

Nun ist aber die Wirbelsäule kein aus homogenen kubischen Würfeln aufgebauter Gliederstab. Die Form der Körper ist nicht gleichmäßig; ihre Gelenkverbindungen an den Bogenteilen erlauben keine reinen Biegungen nach den Seiten. Nur die Bewegungen in der Medianebene, also Beugung und Streckung sind ohne Verdrehungen möglich. Seitliche Neigungen stoßen sehr bald auf Widerstand gewisser Gelenke oder der Rippen. Sobald die Neigung nach einer Seite mit einer Drehung kom-

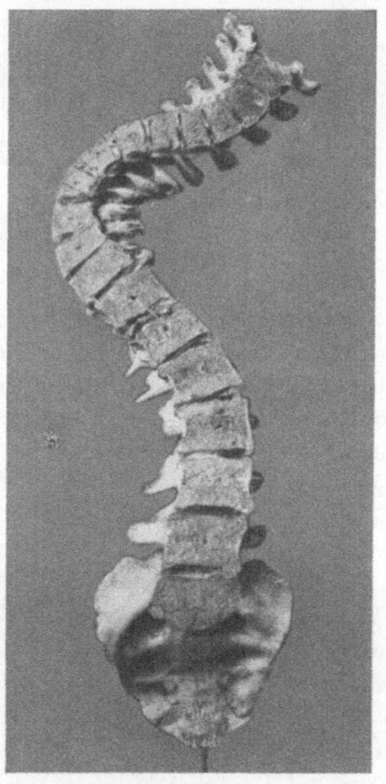

Abb. 11. Skoliotische Wirbelsäule (durchschnitten) von vorn.

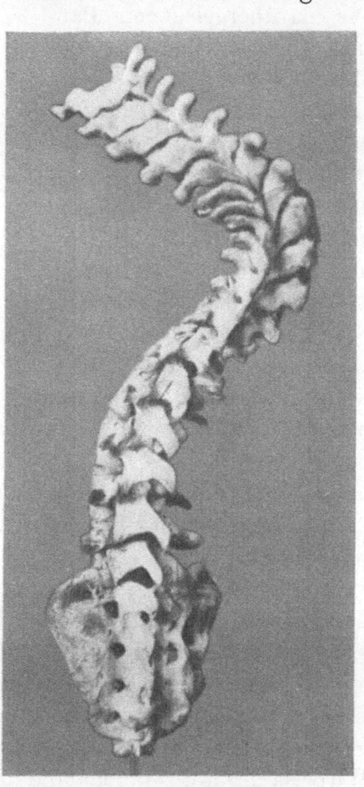

Abb. 12. Skoliotische Wirbelsäule von hinten.

biniert wird, die den gebogenen Abschnitt der Wirbelsäule gleichzeitig nach der konvexen Seite dreht, so wird dieser Widerstand vermindert und die Seitenneigung erleichtert. Wird also die Wirbelsäule seitlich abgebogen, so gelingt dies besonders gut bei gleichzeitiger Drehung der Krümmungsabschnitte nach der Konvexität, wobei dann die besonders starr miteinander verbundenen Bögen nicht so stark von der Mittellinie abzuweichen brauchen als die Wirbelkörper. Sie können das leicht an sich selbst studieren, wenn Sie bei schlaffem Körper seitliche Abbiegungen versuchen. Stellen Sie sich zwanglos auf und neigen Sie den Körper nach rechts, ohne die Frontalebene zu verlassen, so werden Sie bemerken, daß von einem gewissen Neigungswinkel an Ihre linke Lendenhälfte das Bestreben zeigt, sich zu verdrehen. Diese Drehwirkung greift sogar aufs Becken über, das links ein wenig zurückgenommen, rechts etwas vorgeschoben wird. Sobald Sie diesem Zwang nachgeben, gelingt es Ihnen, die Neigung bis zur endgültigen Abbremsung zu verstärken. Was Sie an der gesunden Lendenwirbelsäule demonstrieren konnten, spielt sich ab am skoliotischen Abschnitt einer verkrümmten Wirbelsäule. Die seitliche Ausbeugung ist stets mit einer *konvexseitigen Rotation* verbunden.

Wenn wir am Rücken eines Skoliotikers die Dornfortsätze abtasten und mit dem Blaustift markieren, so bezeichnet uns die Punktfolge die Richtung, aber nicht genau die Stärke der Ausbiegung. Die wirkliche Skoliose ist stets erheblich schwerer als die Verlaufslinie der Dornfortsätze anzeigt.

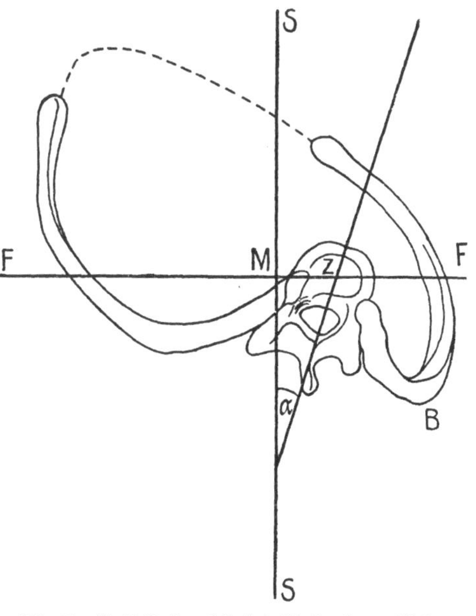

Abb. 13. Skoliotischer Scheitelwirbel mit zugehörigen Rippen. (*SS* = Sagittalebene; *FF* = Frontalebene; *M* = Mittelpunkt des Körperquerschnitts; *Z* = Mittelpunkt des Wirbelkörpers, der sich in *M* befinden sollte; α = Torsionswinkel; *B* = Rippenbuckel. Die Figur veranschaulicht auch gut die Deformierung des Brustkorbes.)

Die Rotationskraft erschöpft sich indes nicht in der Drehung der einzelnen Elemente gegeneinander, sondern äußert ihre Wirkung auch im Gefüge des einzelnen Wirbelkörpers. Da wir seine Struktur infolge der Erkrankung (z. B. Rachitis) als plastisch ansehen müssen, wird die Rotation den einzelnen Wirbel nach und nach gleichsam in sich torquieren. Halten Sie einen Radiergummi am unteren Ende mit zwei Fingern fest und drehen Sie ihn oben um seine vertikale Achse, so haben Sie ein grobes Bild des lebendigen Vorganges. Diese Verschraubung in sich, die wir jedem befallenen Wirbel sofort ansehen, bezeichnen wir als *Torsion*.

Die Erklärung, die ich Ihnen für die auffallende Erscheinung der Rotation und Torsion skoliotischer Wirbelsäulenabschnitte gegeben, hört sich recht einfach an. Verschiedenste Umstände komplizieren sie, so daß sie zu einem der schwierigsten und am meisten umstrittenen Gebiete der Skoliosenlehre wird. Wir wollen uns nicht damit belasten, sondern bei der einfachen Darstellung dieser für das Verständnis der Behandlung so überaus wichtigen Tatsachen bleiben. Auf den Abb. 11 und 12 läßt sich das Gesagte leicht nachprüfen.

Mit den einzelnen Wirbeln drehen sich natürlich auch die zugehörigen Rippen. Sie werden auf der konvexen Seite dorsalwärts verschoben, von wo sie infolge ihrer vorderen gegenseitigen Verankerung am Brustbein mit scharfem Knick abbiegen. Auf diese Weise entsteht der Rippenbuckel, der kammartig vorspringend das Niveau der Dornfortsätze oft erheblich überschreitet.

Sobald die Form der Skoliose einigermaßen schwer ist, nehmen auch Rotation und Torsion zu. Es kommt vor, daß die Keilwirbel einer winkligen Dorsalskoliose mit ihrer Front genau nach der Seite schauen, sich also um 90° gedreht haben. Daß die Deformität zu auffallenden Veränderungen im Thoraxbau führt, ist selbstverständlich. Das Brustbein wird verlagert und der normalerweise frontal verlaufende längste Durchmesser des Brustkorbes zieht jetzt vom Rippenbuckel in der Diagonale schräg nach vorn zur anderen Seite. Daher verlangen Redressionsversuche, welche den Brustkorb umformen sollen, nicht seitlichen Druck, sondern Pressung in der Schrägachse. (S. Abb. 13 u. 14.)

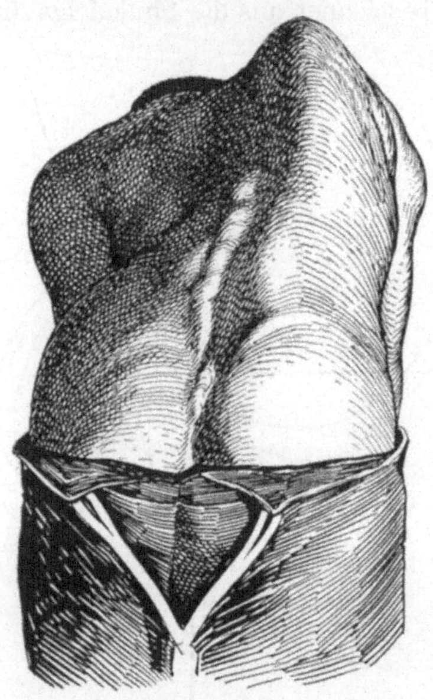

Abb. 14. Rippenbuckel einer rechtskonvexen Dorsalskoliose.

Fast immer kommt es vor, daß eine Verbiegung, die den Rumpf nach der Seite zieht, eine Gegenkrümmung zur Wiederherstellung des Gleichgewichts und der mittleren Kopfhaltung aufweist. Z. B. wächst über einer linksseitigen Lendenskoliose ein Bogen im Brustteil nach rechts aus, der die Abweichung des unteren kompensiert. Die Rückansicht der Wirbelsäule erhält S-Form. (S. Abb. 9.)

Die dem Rippenrund aufliegenden Weichteile erfahren eine Veränderung. Die Streckmuskeln schrumpfen auf der konkaven Seite zusammen; sie wandeln sich teilweise in sehnige Stränge um und fixieren die Biegung wie eine Kontraktur. Jeder Redressionsversuch stößt auf ihren hartnäckigen Widerstand. Die konvexseitigen Muskeln werden im Gegenteil gedehnt, verlieren an Kraft, da sie nicht mehr arbeiten können, atrophieren, ja es kann so weit kommen, daß ihre letzten Faserzüge über die Dornfortsätze hinwegrutschen und dann auf der konkaven Seite verlaufen. Der ganze Skoliosenbau unterliegt nach und nach immer mehr schädigenden Einflüssen. Selbst wenn die auslösende Krankheit längst geheilt ist, nimmt die Deformierung zwangsläufig zu, einfach unter dem Einfluß mechanisch-statischer Gesetze. Erst spät tritt ein Stillstand ein, wenn sich die knöchernen Elemente der Wirbelsäule unbeweglich ineinander verzahnen und das Rumpfskelet zu einer starren Einheit verschmelzen. Ein eigentümlicher Knochenbildungsprozeß an allen Wirbelgelenken führt zu ihrer Verödung und zu dieser Versteifung der verkrümmten Säule, also zu einer Art Selbstheilung in verkrüppeltem Zustand. Der Vorgang braucht viel Zeit. Nicht selten kommt er zu spät, da die Deformierungen des Rumpfes nicht ohne Nachteil auf den Leibesinhalt bleiben. Denken Sie nur an die Zusammenpressung der Brustwände, an die Verkürzung des Bauchraumes! Die Lungen werden teilweise außer Funktion gesetzt, so daß die Atemoberfläche sich verkleinert. Das Herz wird verlagert. Die großen Gefäße schlängeln sich oder kriegen Knickungen. Leber und Gedärme liegen gepreßt unter dem Zwerchfell, dessen Bewegungsfreiheit stark eingeschränkt ist. Die untersten Rippen sinken ins Becken und verursachen Druckschmerzen.

Skoliotiker mit tiefgreifender Zerstörung ihrer Wohlgestalt siechen im besten Alter dahin und erliegen plötzlich inneren Krankheiten (Tuberkulose, Herzleiden, Lungenentzündung).

Bevor wir an die eigentliche Aufgabe der Behandlung herantreten, möchte ich Ihnen über die Erfolge einiges voraussagen. Skoliosen 1. Grades, zu denen wir einseitige, mit geringen Niveaudifferenzen im Rücken einhergehende Formen zählen, sind heilbar solange sie sich aktiv korrigieren lassen. Große, unentwegte Geduld verlangt die Behandlung des 2. Grades, wo die in den Niveauunterschieden sich äußernde Torsion weiter vorgeschritten, die Wirbelsäule zwar nicht mehr aktiv, aber doch noch passiv dehnbar ist. Vollkommene Heilungen sind hier nicht mehr möglich, weitgehende Besserungen gelegentlich zu erzielen, während die schweren mit mächtiger Buckelbildung einhergehenden und versteifenden Skoliosen 3. Grades, die zu Thoraxdeformitäten und vollständiger Verkrüppelung führen, kaum besserungsfähig sind.

Unsere *Therapie* hat sich jedem einzelnen Fall streng anzupassen, da die mannigfaltige Kombinationsmöglichkeit immer wieder neue Erscheinungen bringt.

An erster Stelle stehen Massage und Gymnastik. Sie haben das Ziel, die Versteifungen zu lockern, schlaffe Muskeln zu kräftigen und redressierend zu wirken. Ich muß Sie auf unsere späteren praktischen Übungen verweisen. Da die Behandlung auch auf eine Kräftigung der konvexseitigen Muskulatur ausgeht, spielen asymmetrische, der Schulgymnastik fremde Übungen eine wichtige Rolle. Sehr oft bedienen wir uns der verschiedenen Turnapparate, von denen Sie später einige kennenlernen werden. Komplizierte Redressionsapparate werden Sie nur in großen Instituten antreffen und nötigenfalls dort ihre spezielle Anwendung erlernen.

Damit ist die Therapie aber nicht abgeschlossen. Das Erreichte zu erhalten, umgibt der Arzt den korrigierten Rumpf vorübergehend mit einer stützenden, starren Hülle, einem Korsett aus Gips, Zelluloid oder Stoff mit eingefügten Metallstäben. Schwere Verbiegungen bedürfen des dauernden Haltes. Am besten eignen sich dazu die dem Körper genau anmodellierten Hessingschen Korsette, die mit Hilfe stählerner Hüftbügel am Becken angreifen, von wo sie Achselkrücken nach oben senden. Die Metallstützen sind durch kräftigen Stoff verbunden.

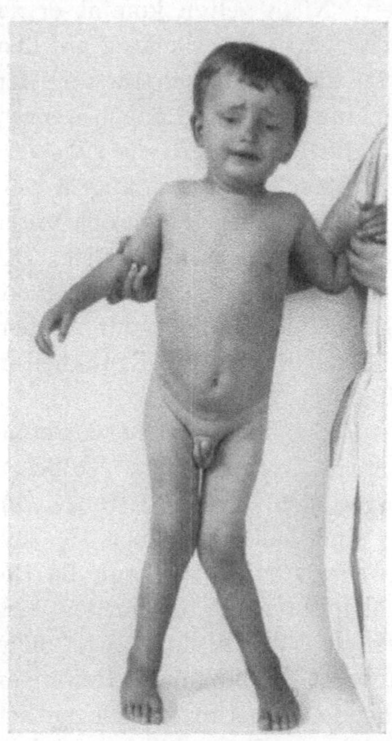
Abb. 15. Rachitische X-Beine.

Der Besprechung harrt zum Schlusse des Kapitels eine kurze Reihe typischer Deformitäten der Beine und Füße.

Das *X-Bein* ist charakterisiert durch die Abweichung der Unterschenkelachse nach außen, so daß sie mit der des Oberschenkels einen außen offenen, stumpfen Winkel bildet. Die Gelenkachse bleibt dabei meist in ihrer Lage unverändert. Schon normalerweise zeigt das Bein eine ganz leichte *X*-förmige Stellung, die sich bei Erweichungsprozessen des Knochens (Rachitis) infolge der Belastung vermehren kann. Die Behandlung bedient sich der Massage, der Gymnastik, redressierender Schienen oder operativer Knochendurchtrennung zur Geraderichtung der Extremität.

Das *O-Bein*, ähnlich wie das direkt nach vorn gebogene *Säbelbein* (s. Abb. 2) fast immer durch Verbiegung rachitischer Unterschenkel entstanden, läßt sich nur in leichten Fällen durch Schienen und passive Redressionen korrigieren. Meist greift der Orthopäde zur Osteoklasie, dem künstlich gesetzten Knochenbruch, oder zur Osteotomie, der blutigen Durchtrennung der betreffenden Skeletteile.

Knick- und Plattfuß, zwei Mißbildungen, die eine gewisse Verwandtschaft besitzen, da sie gleichzeitig auftreten oder sich auseinander entwickeln, zeichnen sich dadurch aus, daß der Fuß eine Pronationsstellung annimmt. Beim Knickfuß pflanzt sich die senkrechte Längsachse des Unterschenkels nicht geradlinig in die Achse des Fersenbeins fort. Diese weicht vielmehr schräg nach außen ab, so daß an der Ansatzstelle der

Achillessehne ein deutlicher Knick entsteht. Der innere Knöchel hängt über; das Längsgewölbe flacht bei Belastung im Stehen ab. Dadurch nähert sich der innere Fußrand dem Boden, wodurch die Symptome des Plattfußes sich zu zeigen beginnen. Ist er ausgeprägt, so ruht der Fuß mit ganzer Sohle der Erde auf; Längs- und Quergewölbe haben sich abgeplattet; das Kahnbein springt wie ein Buckel am innern Fußrand vor. Es handelt sich um eine Belastungsdeformität, deren Ursachen zum Teil in knochenerweichenden Prozessen, zum Teil in Lähmungen, vererbten Anlagen oder angeborenen Defekten zu suchen sind. Die anfangs wenig ausgeprägten Beschwerden werden immer größer und führen im späteren Alter oft zu Bewegungseinschränkungen, zu dauernder Arbeitsunfähigkeit und erschwertem Gehen. Massage, Gymnastik, Einlagen, Schienen, Operationen: Das Leiden verlangt oft Aufbietung des gesamten orthopädischen Rüstzeuges zu seiner Beseitigung.

4. Vorlesung.

Die Tätigkeit der Gehilfin bei der Behandlung.

Über das Wesen und die Technik der Massage.

Als physikalische Therapie bezeichnet man eine Behandlungsart, die seit uralten Zeiten zum Grundstock ärztlichen Wissens und Handelns gehört und sich dadurch kennzeichnet, daß mit rein äußerlichen Mitteln gewisse Umstimmungen und Beeinflussungen des Körperinnern hervorgerufen werden sollen. Neben verschiedenartigen Wasserkuren stellen Massage und Gymnastik ihre Hauptzweige dar.

Wir wollen zuerst die *physiologische Wirkung der Massage* betrachten. Einfache Überlegung und der Versuch zeigen, daß sie einmal in einer Anregung des Blutkreislaufes besteht. Dadurch tritt eine Vermehrung des Stoffwechsels in den Vordergrund. Der Stickstoffhaushalt, dessen Werte uns über die Tätigkeit des Körpers unterrichten, weist erhöhte Ziffern auf. Zum Teil sind diese Wirkungen auf mechanische Kräfte zurückzuführen, auf den Druck der streichenden Hand, der die Flüssigkeit aus den Venen und Lymphbahnen streicht. Wir halten es daher für richtig, nach den alten Vorschriften in der Richtung dieser Saftströme zu massieren. Zum anderen, größeren Teil sind die Wirkungen aber reflektorischer Art, indem sie vielleicht auf dem Weg über die Beeinflussung der Gefäßnerven eine nachhaltige Verbesserung der Zirkulation im weiten Umkreis der massierten Stelle erzeugen. Dadurch und nicht durch die zu unrecht angenommene Saugwirkung werden liegengebliebene Stoffe wieder in den Kreislauf aufgenommen und abtransportiert, während die Vermehrung der Zufuhr arteriellen Blutes eine Vermehrung des Angebotes von all den ernährenden und heilenden Stoffen bedeutet, die in diesem Blute vorhanden sind. So wird erklärlich, daß sich Gelenkergüsse unter der Massage benachbarter Muskeln zurückbilden, daß Ansammlungen von Gewebsflüssigkeit verschwinden, Schwellungen abnehmen, Ermüdungen und Schmerzen aufhören.

Wir dürfen nicht nur jeden einzelnen Massageakt als Behandlung ansehen und beurteilen, sondern müssen den Heilwert erst aus der Folge aller Einzelmassagen ableiten. Dann erkennen wir, daß Allgemeinwirkungen vorhanden sind, die sich nur als reflektorischer Natur erklären lassen. Teilweise mögen es sogar psychische Faktoren sein, die ein Abnehmen der Schmerzen, ein Nachlassen der Kontrakturen, ein Zurückgehen der Spannungszustände im Muskel hervorrufen; jedenfalls muß ihnen die Tatsache zugeschrieben werden, daß die Massage von Kranken als angenehm, lindernd, ja heilbringend empfunden wird. Das ist — bis auf wenige Ausnahmen — immer ein Kriterium der guten und gut angewandten Massage. Wir haben also neben der lokalen zirkulatorischen und Stoffwechselwirkung eine allgemeine, als reflektorisch zu bezeichnende Wirkung auf das Nervensystem und die Psyche.

Fast jede Massage ist Muskelmassage. Bei vielen orthopädischen Leiden sind Muskeln erkrankt. Oft finden wir schmerzhafte knotige Verdickungen im Fleisch, die als Muskelhärten — Myogelosen — bezeichnet werden und sich durch kräftiges Kneten nach und nach beseitigen lassen. So verschwinden oft Schmerzen bei sonst unheilbaren Zuständen (Skoliosen, Hüftluxationen, Ischias u. a. m.). Damit derartige Veränderungen erkannt und die Massagen erfolgreich werden, ist es nötig, das Tastgefühl zu erziehen, jede Massage als Tastmassage einzuleiten und die Ausführung jedem Fall besonders anzupassen.

Es ist nicht meine Absicht, Ihnen, meine Damen, die Massage als Allheilmittel darzustellen, das sie keineswegs ist. Ich will Ihnen kurz zeigen, daß Sie ein Mittel in die Hände gelegt bekommen, das ins Getriebe der körperlichen Funktionen eingreift und darum mit Umsicht und Vorsicht zu handhaben ist. Erstes Gebot, einer jeden Massageschwester in ihr Lehrbuch zu schreiben, verlangt darum: *Massiere nur nach genauester Anordnung des Arztes*! Ich will nicht auf die Gefahren eingehen, welche die Knetung akut entzündlicher Gelenke, krampfadern-behafteter Beine, geschwollener Gliedmaßen in vielen Fällen hervorrufen kann. Da Sie unter ärztlicher Leitung zu arbeiten haben, die für alle Folgen verantwortlich gemacht wird, so verlangt schon die Logik, daß Sie nichts auf eigene Faust unternehmen dürfen. Es gab und gibt Ärzte, welche die Ausübung der Massage nicht aus den Händen legen wollen. Solange sich der Laie der Grenzen seines Wirkungsfeldes bewußt bleibt, solange er sich unter genauer Kontrolle des Mediziners betätigt, ist gegen seine Hilfe nichts einzuwenden. Er ist Hand, wo der Arzt Auge. Seine Arbeit verliert dadurch nicht an Wert. Ihre Willkür ist beschnitten; Art und Form ihrer Ausführung können sich immer entwickeln.

Die Technik der Massage werden Sie nie aus einem Buche lernen.

So wenig wie Klavierspielen. Worte ergänzen bloß die praktischen Übungen und sollen als Wegweiser dienen. Unzählige Systeme sind erfunden worden. Die Vorschriften von Metzger und Mosengeil, die Hoffa übernahm und verbreiten half, sollen uns maßgebend sein. Wer eine Art beherrscht, kann der anderen entraten. Schließlich bildet sich beim Geübten eine Form der Massage aus, die kleine persönliche Abweichungen von der Norm aufweist.

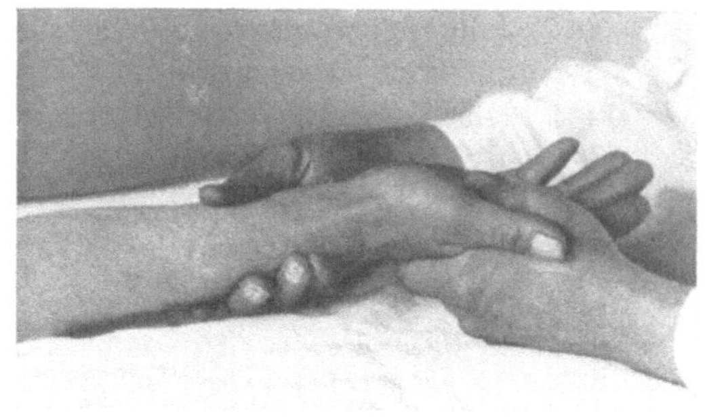

Abb. 16. Ausstreichen der Unterarmstreckmuskulatur. (Nach Lubinus, Massage. 4. Aufl.)

Ich möchte ein paar wichtige Grundregeln voranstellen:

Vor und nach jeder Massage sind die Hände zu waschen. Reinlichkeit, die sich natürlich auch auf die Haut des Patienten ausdehnen soll, verhütet am besten das Auftreten von Pusteln und Ausschlägen, verschafft am leichtesten das Vertrauen der Kranken. Weich und zart seien Strich und Kneten. Linderung, nicht erhöhter Schmerz soll geschaffen werden. Furcht vor der Massage gibt immer einen Beweis ihrer schlechten Ausführung.

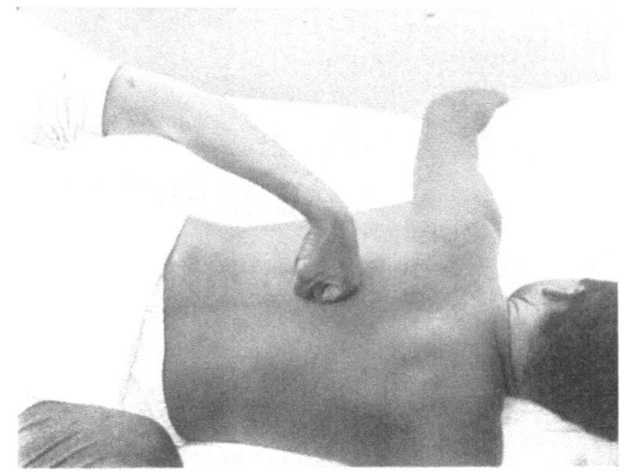

Abb. 17. Knöchelstreichmassage am Rücken.

Nur am nackten Körper darf massiert werden. Man muß sehen können, was die Finger greifen[1]. Das zu behandelnde Glied soll bequem liegen; die Muskeln müssen entspannt und schlaff sein.

Die Dauer einer Lokalmassage darf 10 bis 15 Minuten betragen. Eine gute Viertelstunde genügt meist auch für eine Allgemeinmassage, vorausgesetzt, daß sie exakt und fließend durchgeführt wird.

Die Manipulationen sind nicht auf die erkrankten Partien zu be-

[1] Das schließt nicht aus, daß ein Blinder mit seinem verfeinerten Tastgefühl ein überaus tüchtiger Masseur sein kann.

schränken; vom Gesunden über das Kranke sollen sie wieder ins Gesunde hineingreifen. Sind die Schmerzen sehr groß trotz sorgfältiger Berührung (Verstauchungen, Quetschungen usw.), so soll sich die einleitende Massage mit den unverletzten, zentral anschließenden Gebieten begnügen. Von hier muß man versuchen, sich unvermerkt in die empfindlichen Gegenden einzuschleichen.

Beide Hände können gleich flink massieren.

Fünf verschiedene Bewegungsarten sind es, die Sie sich zusammen mit ihren Namen anzueignen haben: 1. das Streichen (Effleurage); 2. das Kneten (Pétrissage); 3. das Klopfen (Tapotement); 4. das Reiben (Friktion); 5. das Erschüttern (Vibration).

1, 2 und 3 kommen hauptsächlich an Muskeln zur Anwendung, während 4 und 5, wie wir sehen werden, spezielleren Aufgaben dienen.

Das Streichen, mit dem wir eine Massage gewöhnlich einleiten und beendigen, besteht darin, daß die dem Glied angeschmiegte Hand langsam und gleichmäßig von der Peripherie gegen das Zentrum zu streicht, als wollte sie eine Flüssigkeitswelle in der Richtung nach dem Herzen weiterschieben. Der Druck, den Handfläche und Finger auf die Haut ausüben, darf rhythmisch an- und abschwellen. Leicht und ohne kleben zu bleiben, soll Haut über Haut gleiten. Um sie geschmeidig zu machen, können wir sie mit einer Vaseline ganz wenig einfetten oder mit einem Talkpuder bestreuen. Die Fingerkuppen streichen den Furchen zwischen einzelnen Muskelgruppen entlang, die dort verlaufenden Lymphgefäße auspressend. Daneben wirkt die Bewegung auch auf Sehnenscheiden und Gelenke ein. Um tiefere, durch straffe Sehnenblätter geschützte Partien genügend auszustreichen, bedienen wir uns der Knöcheleffleurage.

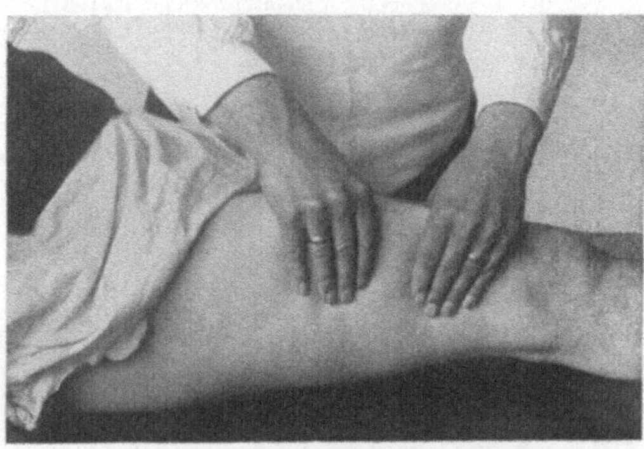

Abb. 18. Doppelhändiges Kneten am Oberschenkel. (Nach Lubinus.)

Kneten, durchwalken, können wir nur ein Gebilde, das weich, gewissermaßen formbar ist. Wie beim Streichen umschließen Finger und Hand eine einheitliche Gruppe und versuchen die gefaßte Masse von der Unterlage abzuheben und einem Schwamme gleich auszupressen. Ist dies gelungen, so treibt der Griff mit leisem Druck die Flüssigkeit ein wenig zentralwärts, um aufs neue die schlaffen Bäuche emporzuheben und auszuquetschen. Die Bewegung soll, wenn sie fließend ausgeführt wird, durch Drehungen aus der Schulter heraus etwas schlangenhaft Gleitendes bekommen.

Die beiden genannten Arten werden wohl am häufigsten angewandt in der Orthopädie. Wo die zu massierende Gegend schmal ist, wird man mit Vorteil Effleurage und Petrissage durch die Kuppen von Zeige- und Mittelfinger sowie gegengestelltem Daumen ausführen lassen. Die gewöhnliche, wie die sogenannte Fingerpetrissage können doppelhändig ausgeführt werden. Die vorangehende

Hand bereitet der folgenden den Weg, indem sie die Muskeln vom Knochen abhebt, sie ihr in den Griff schiebt.

Soll das Kneten wirklichen Wert haben, so muß es den anatomischen Verhältnissen angepaßt werden, d. h. Sie müssen Ihre Kenntnisse der Muskelanatomie verwerten und streng nach dem Aufbau der Muskulatur arbeiten.

Das Klopfen wird bald mit voller Faust, bald mit den Ulnarrändern der Finger oder Hände, bald mit den Rückenflächen der gespreizten Finger ausgeführt. Vom leisen Betippen der Haut bis zum Klatschen und Trommeln kann die Kraft der Ausführung variiert werden. Die Wirkung zielt auf Kräftigung der Muskulatur durch Auslösung blitzartiger Zukkungen, sowie auf Milderung von neuralgischen Schmerzen.

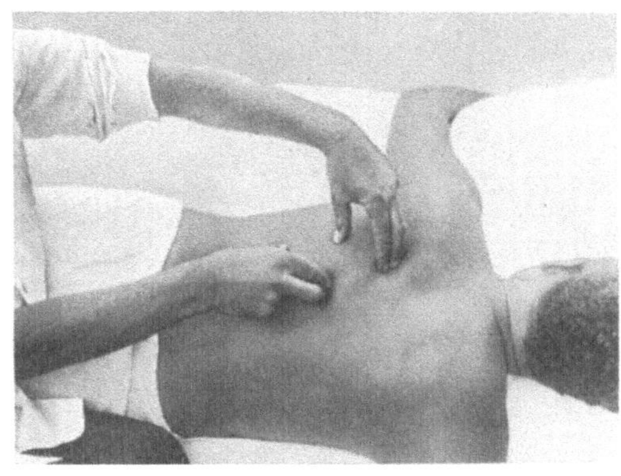

Abb. 19. Doppelhändiges Fingerkneten am Rücken.

Als **Reiben** bezeichnen wir eine unter kräftigem Drucke erfolgende Manipulation, welche die Zerquetschung störender Substanzen, z. B. Blutergüsse, Gewebsstränge, Muskelhärten zum Zweck hat. Sie erfolgt durch den steil aufgesetzten Zeigefinger, der durch den abgespreizten Daumen am kranken Glied selbst gestützt wird und energische kleine Kreisbewegungen ausführt, wobei die Haut sich mit ihm über den Grund verschieben muß. Oft bedienen wir uns auch der Knöchel oder zweier Finger, zwischen denen wir die Gewebe gleichsam mürbe reiben. Zerdrückte und gelöste Formelemente werden durch Streichen in die Lymphbahnen abgeschoben.

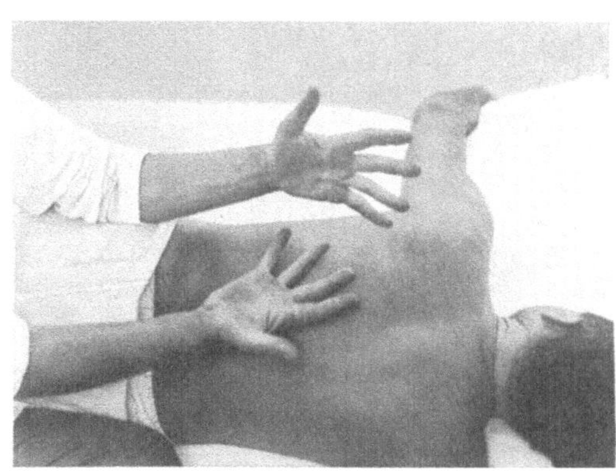

Abb. 20. Klopfen der Rückenmuskulatur.

Beulen, mancherlei Ergüsse in der Umgebung von Gelenken, verstauchte Glieder werden auf diese Weise behandelt. Sehr häufig auch die Gelenke selbst. Doch warne ich Sie davor, ein Gelenk ohne direkte Aufforderung des Arztes zu massieren. *Gelenkmassage ist nur in seltenen Fällen von wirklichem Nutzen.* Gelenke werden am besten indirekt massiert durch Knetung der zentralen Muskulatur. Wo keine besonderen Angaben gemacht werden, lassen Sie die Hände davon!

Unter der Bezeichnung **Erschütterung** verstehen wir zitternde, ruckweise, krampfartige, feinschlägige Hin- und Herbewegungen des ganzen Unterarmes, die durch den steifgestellten Mittelfinger auf einen Punkt übertragen werden. Sie besitzen beruhigende Wirkung auf die gesteigerte Nerventätigkeit und werden fast nur zu diesem Zweck angewandt. Da die Erschütterungen den Masseur sehr rasch ermüden, wurden verschiedene Apparate konstruiert, mit deren Hilfe gröbere oder feinere Vibrationen ausgeführt werden und die zum Teil recht befriedigend arbeiten.

Lassen Sie uns nun, meine Damen, das Vorgehen bei *Massage einzelner Körperabschnitte* verfolgen. Wir besprechen an Hand der Zeichnungen die Manipulationen für die rechte Körperseite. Da wir beidhändig massieren lernen, brauchen wir für die linke nur die Gegenhand zu nehmen.

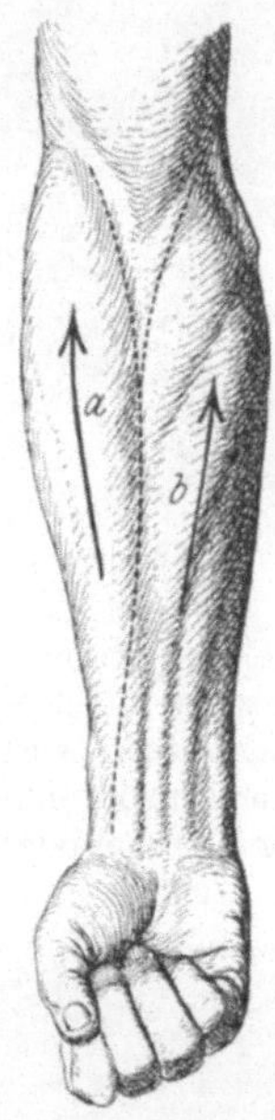

Abb. 21. Massagewege am Unterarm. (*a* = Verlaufsrichtung der Massage der Streckgruppe; *b* = der Beugegruppe. Die punktierten Linien zeigen die Grenzen der beiden Gruppen an.)

Unterarm. Wir massieren die Beuger und die Strecker getrennt, rechten Arm mit unserer rechten Hand. Dicht über dem Handgelenk schmiegt sich unser Griff leicht um den Arm. Seine Beugeseite liegt uns zu, so daß das Handpolster über sie weggleiten kann. Der Arm des Kranken ist im Ellbogen gebeugt, vollkommen entspannt in Supination. Beide Vorderarmknochen stehen parallel. Der Daumen liegt auf der Speiche, gleitet an ihr entlang, um dann über die Rinne zwischen Beuger- und Streckgruppe gegen den inneren Oberarm-Knorren geführt zu werden; dort endigt der Strich oberhalb der Beugemuskelansätze.

Ähnlich wird die Streckseite behandelt. Der Daumen zieht der Elle entlang. Am äußeren Oberarmknorren kippt die Hand über, um zwischen dem ersten und zweiten Finger die Ansätze der Strecker auszustreichen. Die Knetungen folgen jeweils den Strichen.

Oberarm. Während wir vorhin dem Patienten gegenüber saßen, rücken wir unseren Stuhl an seine Seite.

Drei Gruppen lassen sich abteilen, die Beuger, der dreiköpfige Strecker und der Deltamuskel. Wiederum nehmen wir als Beispiel die rechte Gliedmaße. Bequem können wir rechtshändig die Beugemuskeln, linkshändig die Strecker durchkneten. Die Bewegung beginnt am halbgestreckten Gelenk, um nach der Achselhöhle zu zielen, wo jeweils der Daumen, indem er dem Bauch des Deltamuskels ausweicht, den übrigen vier Fingern begegnet. Der Deltamuskel wird in zwei Abschnitte zerlegt, von denen der vordere von unserer Rechten, der hintere von der Linken ausgestrichen und geknetet werden. Recht vorteilhaft ist in diesem Falle die Fingerpétrissage. Wo die Verhältnisse kleiner, können wir den Muskel vom Ansatz zur Schulterhöhe mit einer Hand bearbeiten.

Hand. Die Finger lassen sich zwischen zwei unserer Fingerkuppen dorsal und volar leicht ausstreichen. Fortschreitende Zweifingerpétrissage knetet sie durch. Die Innenfläche läßt sich durch unsere Hohlhand massieren. Muskelbäuche, die sich von der Unterlage abheben lassen, finden sich an Daumen- und Kleinfingerballen, die leicht zu durchwalken sind. Nach Bearbeitung der Hand müssen einige Striche über den Unterarm geführt werden.

Unterschenkel. Am Erwachsenen massieren wir ihn in vier Zeiten. Dicht am äußeren Schienbeinrand ziehen sich die Wülste der Strecker hin, neben ihnen liegen die Wadenbeinmuskeln. Sie sind von einer derben Faszienhaut bedeckt, die dem Druck der Hand einen Widerstand entgegensetzt. Um ihn zu überwinden, wenden wir die Knöcheleffleurage an, d. h. wir streichen mit dem Rücken der Mittelhandknochen über sie weg. Die Finger sind dabei zur Faust geschlossen; das Handgelenk wird gebeugt. Zur Durchknetung eignet sich die Zweifingerpétrissage am besten. Es ist für manche Fälle wichtig, daß Sie die beiden nebeneinander verlaufenden Gruppen zu scheiden wissen, da sie in gewissem Sinne als Antagonisten zu gelten haben.

Die Wadenmuskulatur wird in zwei Hälften massiert. Der Patient liegt auf dem Bauche, der Masseur sitzt ihm zur Seite. Der mediale Teil des rechten Beines kann durch die Linke, der laterale durch die Rechte ausgestrichen werden. Als Grenze gilt die Furche zwischen den Zwillingsmuskeln. Dagegen kneten wir häufig zweihändig die ganze Gruppe gemeinsam.

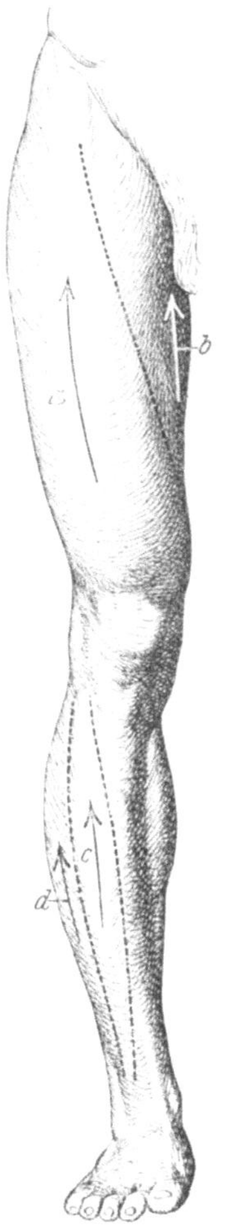

Abb. 22. Massagewege am Bein, Streckseite. (a = Streckmuskeln des Knies; b = Adduktoren; c = Schienbeinmuskulatur; d = Wadenbeinmuskulatur.)

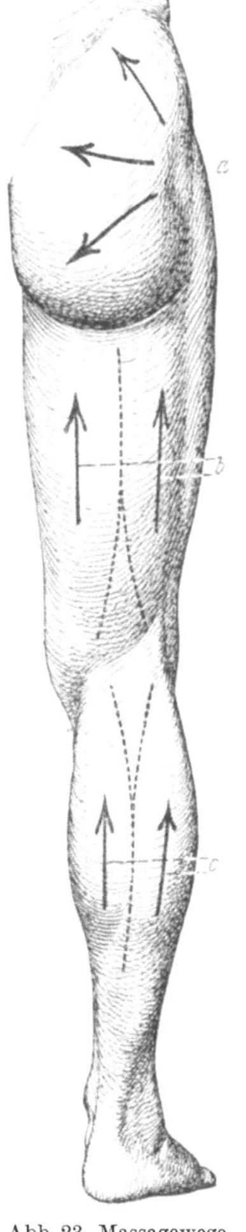

Abb. 23. Massagewege am Bein, Beugeseite. (a = Gesäßmuskeln; b = mediale und laterale Gruppe der Kniebeuger; c = Zwillingsmuskel der Wade.)

Oberschenkel. In Rückenlage des Patienten bearbeitet die Rechte den vierköpfigen Strecker von der Kniescheibe bis zum oberen Darmbeinstachel. Die Heranzieher des Beines werden ebenso behandelt. Pétrissage erfolgt doppelhändig. Der Kranke dreht sich auf den Bauch, damit wir mit der Linken die Beugemuskulatur des inneren Knorrens, mit der anderen die des äußeren Randes von der Kniekehle bis zur Wölbung des Gesäßwulstes versorgen. Wie bei allen massigen Fleischpartien nehmen wir beide Hände zum Kneten.

Die Gesäßmuskulatur, die am großen Rollhügel ansetzt, während die Fasern im Halbkreis von Kreuz- und Darmbein entspringen, wird vom genannten Punkte aus gegen die Ursprünge zu massiert, so daß die Striche in Fächerform auseinander strahlen, dem Verlauf der Bündel folgend. Die Fingerpétrissage geht vom Trochanter ans Steißbein, von dort zum Trochanter zurück, dann ans Kreuzbein und zurück, langsam steigend in Zickzacklinie bis zum Darmbeinstachel. Meist fügen wir der Sitzung noch einige Klopfschläge bei, die recht kräftig auf das dicke Polster zu setzen sind.

Fuß. Am Fuß sind die Sohlenpartien oft zu massieren. Strich und Knetung gehen von den Zehen zur Ferse. Zweifingerpétrissage.

Rücken. Zuerst werden die neben den Dornfortsätzen verlaufenden Rückenstreckmuskeln behandelt. Der Patient liegt auf dem Bauch, hält den Kopf etwas geneigt nach links gewendet, wo der Arzt Platz genommen. Knöcheleffleurage, die am Kreuzbein beginnt und dicht neben der Wirbelsäule am Halse steigt, trägt die Hand nach oben. (S. Abb. 17.) Im Nacken öffnet sie sich, um abwärts zu streichen bis zur Lendengegend, die in der Taille nach vorn mit einem anschließenden Strich gegen die Leistendrüsen gesäubert wird. (Es handelt sich wieder um die rechte Seite des Kranken. Ein geübter Masseur kann beide Hälften gleichzeitig ausstreichen.) Da die Muskeln von straffer Faszie bedeckt sind und sich nur schwer vom Knochen abheben lassen, müssen wir eine recht tiefgreifende, energische Zweifingerpétrissage anschließen. Ihr folgt ein kräftiges Tapotement mit gespreizten Fingern oder den Kanten beider Hände. (S. Abb. 20.)

Der breiteste Rückenmuskel wird je nach seinem Umfang in ein bis drei Strichen ausmassiert. Die Hand folgt dabei seiner Konfiguration und sucht besonders die Endpartien, welche die hintere Begrenzung der Achselhöhle bilden, gehörig auszuquetschen. Zweifingerpétrissage geht den Spuren der Striche entlang.

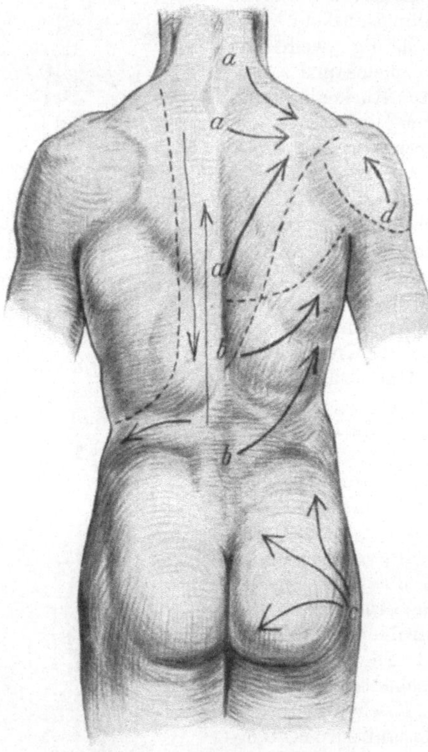

Abb. 24. Rückenmassage.
(Auf der linken Rückenhälfte sind die Grenzen der langen Rückenstreckmuskulatur eingezeichnet mit den Massagewegpfeilen. Rechts bei *a* die Wege für die Trapeziusmassage, *b* = das Gebiet des breitesten Rückenmuskels, *c* = die Gesäßmuskeln, *d* = der Deltamuskel des Oberarms.)

Ähnlich verfahren wir mit dem Kapuzenmuskel, der von den untersten Brustwirbeldornen bis hinauf zum Nacken gegen die Schulterhöhe massiert wird. In der nämlichen Richtung wird er auch geknetet, wobei wir uns stets dem anatomischen Verlaufe der Fasern anzupassen haben. Am besten werden wir ihm gerecht, wenn wir die aufsteigenden, die horizontalen und die absteigenden Bündel gesondert bearbeiten. Recht günstig für unsere Walkbewegungen stellt sich der konkave Halsrand des Muskels dar; er ist sehr oft Sitz von schmerzhaften Muskelhärten.

Nur selten werden Sie dazu kommen, die *Brust* zu massieren. Der große Brustmuskel sowie der seitlich gelegene vordere Sägemuskel werden gegen die Achselhöhle ausgestrichen.

Bauch. Wir besprechen die Massage des Bauches, da sie auch in unserer Spezialität eine wichtige Stelle einnimmt, bei der Behandlung von Lähmungen der Bauchdecken. Im übrigen soll sie die Tätigkeit des Darmes anregen, weshalb sie bei chronischer Stuhlverstopfung Vorzügliches leistet. Wir können indes vor ihrer kritiklosen Anwendung nicht genug warnen, da sie mit großen Gefahren verbunden sein kann.

Der Kranke ruht auf dem Rücken. Unter Kopf und Kniekehlen kommen Kissen zu liegen, so daß der Bauch die tiefste Stelle im Körper einnimmt. Durch diese Lage werden die Bauchdecken möglichst entspannt, ihre Muskeln gelockert. Der Masseur setzt sich zur Rechten, das Gesicht gegen die Brust des Patienten gewandt.

Mit weichen, durch die leise aufgelegten Hände ausgeführten Strichen, die rechts in der Blinddarmgegend beginnend dem Verlaufe des Dickdarmes folgen, wird das Zutrauen des Kranken zu der Manipulation gewonnen, gegen die er meist unwillkürlich, sei es infolge Schmerzes, sei es infolge unvermeidlichen Kitzelreizes die Bauchpresse in Tätigkeit setzt. Möglichst gleichmäßig soll der Druck auf die bestrichene Fläche verteilt werden. Wir beleben auf diese Weise die Haut und die darunter gelegene Muskulatur, ohne den Inhalt der Leibeshöhle zu treffen. Häufig werden diese Effleuragen mit rotierenden Bewegungen kombiniert, so daß eine Anzahl kleiner Kreise auf der Tourenlinie rings um den Nabel beschrieben werden. Diesem Vorgehen schließen wir die Pétrissage der Bauchdecken an, indem wir unter Beibehaltung der nämlichen Richtung die Wandschicht doppelhändig durchzukneten versuchen.

Sobald die Spannung überwunden ist, sollen sich die walkenden Bewegungen auf den Darm erstrecken, der quer über den Leib weg nach beiden Seiten zu bearbeiten ist. Auf diese Weise gelingt es, nicht nur den Dickdarm, sondern auch die Schlingen des Dünndarms zu beeinflussen.

Um direkt auf den Transport der Kotmassen einzuwirken, haben die sehr tief eindringenden, flach aufeinander gepreßten Fingerkuppen mit quetschenden, kreisförmigen Bewegungen im rechten unteren Bauchraum zu beginnen und langsam nach oben, darauf quer über den Leib in die Magengegend, zum Schluß abwärts zu ziehen, wo sie in der Tiefe der linken Beckenwand gegen den Mastdarm zu ausstreichen. Dazwischen werden einige gewöhnliche Effleuragen unter starkem Druck eingeschaltet.

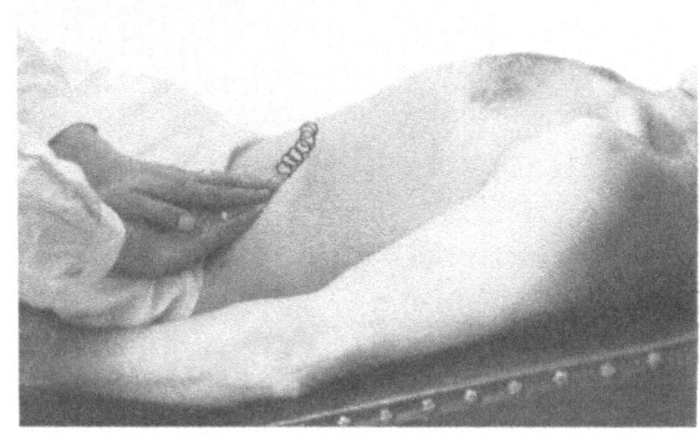
Abb. 25. Streichmassage des Bauches. (Nach Lubinus.)

Ein vorzügliches Mittel, durch kurze mechanische Reize die Darmwand selbst in Tätigkeit zu setzen, ist das Tapotement, das wir mit der wie zum Becher gewölbten Hand ausführen. Metzger nannte diese Art der sehr zarten und doch äußerst wirksamen Massage „tapotement a l'air comprimé". Häufig wenden wir auch Vibrationen der Nervenzentren in der Tiefe des Bauches an.

Sollte es nicht gelingen, die Spannung der Bauchdecken zu überwinden, so lassen Sie den Patienten gegebenenfalls mit geöffnetem Munde tief ein- und ausatmen. Oft genügt es auch, die Knie stärker beugen zu lassen, die Lagerung bequemer zu gestalten. Manchmal hat die Geduld damit keinen Erfolg. Denken Sie daran, daß eine pralle Blase, ein gefüllter Mastdarm den Widerstand verursachen können. Beide Hindernisse lassen sich beseitigen. Führen alle Vorsichtsmaßregeln nicht zum Ziel, bitten Sie den Arzt um Rat.

Hals. Gar nicht selten werden Sie dazu kommen, die Kopfnicker isoliert massieren zu müssen. Große Venen und zahllose Lymphgefäße verlaufen in ihrer Umgebung und werden durch den Eingriff betroffen. Er regt sowohl die Lebensfunktionen der Muskelbündel als auch den Abfluß des Blutes aus dem Kopfe an. Zu diesem Zwecke legen Sie dem gegenübersitzenden Patienten die Hände seitlich an den Hals, daß beide Daumen am Kinn sich berühren, die übrigen Finger in der Gegend des Warzenfortsatzes ruhen. Von hier streichen Sie über den Bauch der Kopfnicker gegen den Adamsapfel, wo die Bewegung nach beiden Seiten divergiert und in der oberen Schlüsselbeingrube ausläuft. Darauf wird der Muskel durch Zweifingerpétrissage von oben nach unten ausgeknetet. Die Massage läßt sich ebensogut vom Rücken her durchführen.

Die Massage von Kopf, Gesicht und Nasenhöhle, von Augen, Ohren, von Kehlkopf und weiblichen Unterleibsorganen kommt für Sie, meine Damen, nicht in Betracht, da sie zum Teil aus Gründen der Schönheitspflege geübt wird, zum Teil der Hand erfahrener Spezialärzte überlassen werden muß.

Dagegen möchte ich Ihnen einige Worte über Massage der Gelenke sagen.

Gelenkmassage darf nur auf ausdrückliche Anordnung des Arztes hin vorgenommen werden. Die Verschlimmerungen, welche vielen Leiden entzündlichen Ursprungs aus einer wenig sachgemäßen Behandlung erwachsen, sollen Ihre Aufmerksamkeit und Vorsicht erhöhen. Sobald die Patienten oder Sie selbst eine unliebsame Veränderung im Krankheitsbilde bemerken, sind Sie verpflichtet, den Arzt auf diese Umstände hinzuweisen.

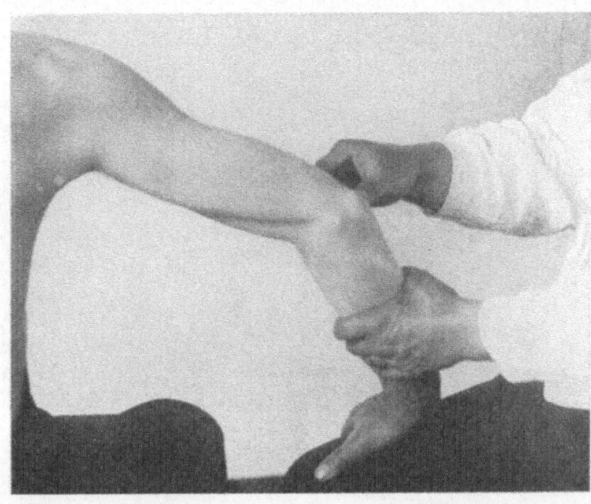

Abb. 26. Ellbogengelenksmassage. (Nach Lubinus.)

Die durch Schmerzhaftigkeit bedingte Untätigkeit der Gelenke ruft eine Abmagerung, einen Schwund der umgebenden Muskulatur hervor, die wir stets zu bekämpfen suchen. Sie stellt einen wesentlichen Grund des lange nach Abheilung zurückbleibenden Schwächegefühls dar. Ihr zu begegnen, wenden wir die belebende und auf den Gelenkerguß ableitend wirkende Massage der proximalen Muskulatur an, die bei Gelenkleiden stets auch die schonendste und doch wirksame Behandlung der Hauptschädigung darstellt. Bei Erkrankungen im Knie kneten und streichen wir mit Vorteil die Oberschenkelstrecker, bei Anschwellungen im Bereich der Handwurzel den Unterarm.

Um auf die Gelenke und ihren schädlichen Inhalt direkt einzuwirken, wenden wir die Massage meist in der Form von Friktionen an. Wir legen z. B. das Knie für unsere Handgriffe möglichst bequem in mittlerer Beugestellung zurecht, um die verschiedenen Kapselteile nach anatomischer Lage einzeln zu bearbeiten. Am besten stellt man sich vor, man müsse kleine Fremdkörper, durch Entzündungen abgelagerte, weiche Massen zerreiben, zermürben, auflösen. Eine abschließende Muskeleffleurage hätte die verflüssigten Produkte dann in den Lymphbahnen abzutransportieren.

Leicht zugänglich sind Finger- und Handgelenk. Die Massage des Ellbogens kann ebensowenig Schwierigkeiten machen. Zur Darstellung der vorderen und hinteren Kapselpartien am Schultergelenk lassen wir den kranken Arm im Liegen nach dem Rücken oder der gesunden Schulter greifen. Am Fuß führen wir die Friktionen von der Achillessehne unter den Knöcheln nach vorn. Der Kapsel des Kniegelenkes kommen wir rings um die Kniescheibe am besten zu. Seitliche Schüttelungen der Scheibe setzen die verschiedenen Kapselzüge in wechselnde Spannung und verhindern die Verklebung der Gelenktaschen. Im fixierenden Gipsverband läßt sich das Knie so durch ein ausgeschnittenes Fenster massieren.

Sehr wichtig und von großem Werte ist ohne Zweifel die Massage bei vielen Formen von *Nervenleiden*. Längs des Nervenverlaufes werden Striche, Knetungen und vor allem Vibrationen ausgeführt, die nicht selten auf besonders schmerzhafte Druckpunkte stoßen, die durch Erschütterungen schmerzfrei gemacht werden.

Zum Schluß lassen Sie mich nochmals auf eine Eigentümlichkeit hinweisen, die der *Massage* als *Behandlungsmethode* innewohnt, ich meine die Tatsache, daß die einzelnen Sitzungen nicht für sich, vielmehr als Glieder einer Behandlungsreihe aufzufassen sind. Ihre Anwendung wird darum bei ein und demselben Fall mit der Zeit wechseln, je nach den Fortschritten, die wir erzielen. Die Massage will einen Endzweck, auf den all ihre Einzelhandlungen hintendieren! Der sollte Ihnen vom Arzt genau gezeigt werden. Ich halte es auch für unbedingt erforderlich, daß er die Behandlung in kurzen Zeiträumen nachprüfe und Ihnen die nötigen Winke für Ihre Einstellung gebe. Diese Einheitlichkeit der Gesamtbehandlung, diese Zweckmäßigkeit nicht nur des Handgriffes sondern des Massageplanes wird meist zu wenig gewürdigt und ist doch von bestimmender Wichtigkeit; man muß sich den wechselnden Reaktionen lebendiger Gewebe jederzeit durch ein Mehr oder Weniger an Kraft, durch Änderung der Methode oder ihrer Lokalisation anpassen. Selten ist die Massage einzige Behandlungsform. Meist wird sie mit anderen physikalischen Anwendungen, mit Wärme, Elektrizität oder Gymnystik, mit Bestrahlung oder Bädern kombiniert. So ergeben sich verschiedene Möglichkeiten, die der Arzt in seine Dienste nimmt und zur Ausführung teilweise Ihnen überträgt. Ihnen kommt es zu, Ihre Beobachtungen an die Autorität weiterzugeben und in jedem Fall, der den Ihnen vertrauten Rahmen verläßt, sofort seinen Rat zu holen und zu befolgen. Damit dienen Sie dem Kranken und sich selbst.

5. Vorlesung.

Über das Wesen, die Formen und Anwendungsarten der Gymnastik.

Das aus dem Griechischen übernommene Wort „Gymnastik“ wird gemeinhin durch den Ausdruck Leibesübungen verdeutscht. Wenn wir in diesem Büchlein von Gymnastik sprechen, verstehen wir darunter jede Art von Muskel- und Gelenkbewegung, die, oft vom Körper aus eigener Kraft erzeugt, oft durch äußere Kräfte am Körper hervorgerufen, zu Heilzwecken unternommen wird. Wir sprechen im ersten Fall von *aktiver*, im zweiten von *passiver* Gymnastik.

Das Gedeihen des Organismus und seiner Teile ist an den ungehinderten Gebrauch ihrer Funktion gebunden. Für das Skelet ist die Tätigkeit des Tragens, des Bewegens, für die Muskulatur die des Zusammenziehens und der Drehung ein Bedürfnis. Wird die Ausübung der Funktion aus irgendeinem Grunde eingestellt, so treten Rückbildungserscheinungen in entsprechendem Grade auf. Sie auszugleichen und zum Verschwinden zu bringen, ist Zweck unserer Behandlung, im besonderen der Gymnastik.

Zwei Arten von Wirkungen lassen sich aus der Gymnastik ableiten. Neben der *allgemeinen* kennen wir die zur Kräftigung einzelner Muskeln und die zur Verbesserung mannigfacher Verbiegungen, Versteifungen, Verkrüppelungen dienenden *lokalen Wirkungen*. Sie dürfen sich nicht vorstellen, daß sich der Zweck einer Übung rein erreichen lasse. Jede Manipulation, die einen Muskel stärken soll, zieht auch dessen Nachbarschaft, ja den ganzen Organismus in ihr Bereich; umgekehrt trägt z. B. das Marschieren sowohl zur Förderung der allgemeinen Gesundheit bei als auch zur speziellen Entwicklung der Beinmuskulatur. Durch nichts sind wir imstande, den Vollwert einer Leistung ganz in die erwünschte Bahn zu leiten. Unserm Verständnis bleibt es überlassen, die wirksamsten Übungen für jeden Einzelfall auszuwählen und dabei nicht nur den wünschenswerten Erfolg zu beachten, sondern auch die Nebenwirkungen zu verfolgen. Jede Behandlung wirkt sich als Eingriff in ein in sich geschlossenes Ganzes aus. Eine fremde Hand versucht in ein feinmaschiges Netz fehlende Fäden hineinzuweben, zerrissene neu zu knüpfen. Sie kann schaden, wo sie nützen wollte. Ein Beispiel: Eine Übungsserie hat nicht die erhoffte Wirkung; auch nach exakter Durcharbeitung zeigen sich uns die Anzeichen vermehrter Ermüdung, psychischen Unbehagens. Der Erfolg ist, daß die Haltungsanomalie infolge der Überanstrengung eher schlechter als besser geworden. All derartige Erscheinungen müssen erkannt und dem Arzte zu wissen gegeben werden.

Betrachten wir uns die Wirkungsformen der Gymnastik genauer, so stoßen wir auf wesentliche Erkenntnisse der allgemeinen und besonders der Muskel- und Gelenkphysiologie. Wir wollen die lokalen Wirkungen näher beschreiben. Der Zweck der Gymnastik ist dabei von zweifacher Art. Entweder sollen gewisse Muskelgruppen gekräftigt werden, indem man sie zu einer allmählich zunehmenden Arbeitsleistung zwingt, oder es sollen Weichteile, die verkürzt sind, gedehnt und Bewegungsbeschränkungen in Gelenken dadurch beseitigt werden. Das erste Ziel wird hauptsächlich durch aktive Methoden, durch ein sogenanntes Training zu erreichen sein, bei dem der Kranke eigene Arbeit leistet; das zweite wird auf dem Wege über passive Methoden angestrebt.

Wir kennen zweierlei Arten von *Training*. Die eine führt zur Anpassung an bestimmte Arbeitsleistungen und versucht, diese Leistungen mit möglichst geringen Kräften durchzuführen. Sie stellt gewissermaßen eine Übung des Zusammenspiels der Muskeln dar. Je geschickter die Tätigkeit der einzelnen Muskeln im Rahmen der gewollten Bewegungsfolge aufeinander abgestimmt ist, je gewandter sie sich ablösen und für einander einspringen, desto zweckdienlicher und desto leichter wickelt sich diese Tätigkeit ab. Die rohe Muskelkraft nimmt dabei nicht zu; es bessert sich nur die Befähigung zur Dauertätigkeit. Als Beispiele führe ich Ihnen den Klavierspieler oder den Holzsäger an, deren Arme trotz der bedeutenden Arbeitsleistung keine wesentliche Dickenzunahme erfahren. Die Arbeit wird mit dem kleinsten möglichen Kraftaufwand bewältigt. Diese Art von Training bezweckt also eine geschickte Ausnutzung der vorhandenen Muskelkräfte durch Einschleifen bestimmter Bewegungsfolgen, sowie durch Beschleunigung der Stoffwechselvorgänge. Man stellt sich auch vor, daß die Ermüdungsschwelle erhöht werde. Wir bedienen uns dieser Methoden bei Krankheiten, die mit Störungen des Muskelspiels einhergehen mit großem Vorteil; ich denke an die bessere Ausnutzung vorhandener Kräfte bei Lähmungen spastischer oder schlaffer Art, an Geschicklichkeitsübungen usw.

Die zweite Form des Trainings führt zur wirklichen Kraftzunahme der geübten Muskulatur. Die in der Zeiteinheit zur Verfügung gestellte Kraft muß vermehrt werden; Hand in Hand damit geht auch meist eine Vergrößerung der Dauerleistung.

Ein echtes Wachstum, eine sogenannte Hypertrophie des Muskels, kommt nur dann zustande, wenn kräftige, über das gewöhnliche Maß hinausgehende Reize die Muskelfaser treffen. Dadurch entsteht ein rascherer Stoffumsatz, sichtbar aus der Beschleunigung der Blutzirkulation. Der Faserbestand des arbeitenden Muskels paßt sich durch Vermehrung den erhöhten Anforderungen an; der Muskel wächst an Dicke und damit an Kraft. Voraussetzung für das Zustandekommen eines Erfolges bietet allein die in Abständen zu wiederholende Krafthöchstleistung des Muskels. Das müssen Sie sich genau merken. Die aktiven Übungen zur Kräftigung einzelner Gebiete müssen unter Aufbietung höchster Energie bis zum Eintritt momentaner Müdigkeit durchgeführt werden, wenn sie überhaupt Zweck haben sollen. Eine Überanstrengung ist nur bei schwächlicheren oder sonst kranken Kindern zu befürchten, jedenfalls weniger zu fürchten als die Nachlässigkeit des Übenden und die daraus entspringende Anpassung der Gewebe an minderwertige Leistungen. Erst wenn Sie sehen, daß sich Ihre Patienten nicht rasch erholen von den Anstrengungen einer Turnstunde, erst dann sollen Sie stutzig werden und sich bedenken, ob Sie nicht doch zuviel verlangt hatten.

Die *passiven Übungen*, die durch die Kraft Ihrer Hände oder durch maschinelle Vorrichtungen auf den Kranken übertragen werden, dienen hauptsächlich zur Dehnung verkürzter Weichteile und auf indirektem Wege zur Verbesserung von Verbiegungen, Verkrümmungen, Verkrüppelungen. Man sucht dabei die Kraft in einer Richtung zur Wirkung zu bringen, die eine Korrektur der Deformität ermöglicht; wir biegen das Verbogene zurecht und nennen einen derartigen Eingriff eine Redression. Durch unermüdliche Wiederholung dieser Redressionen werden versteifte Gelenke gelockert, Bewegungseinschränkungen beseitigt. Das Verfahren findet auch Anwendung bei vielen Wirbelsäulenverkrümmungen, bei Klumpfüßen, Plattfüßen und ähnlichen Formabweichungen.

Liegt die Verbiegung im Knochen selbst, beispielsweise im o-förmig verbogenen Schienbein, so ist eine Stellungsverbesserung auf diesem Wege ausgeschlossen. Wir wissen allerdings, daß ein lebender Knochen sich den äußeren Verhältnissen, namentlich äußerem Druck und Zug weitgehend anpassen kann, daß er sich bei Veränderung der Belastung zweckmäßig umbaut und seine Form zum großen Teil aus seiner Leistung entwickelt. Wollten wir ein O-Bein zum Geradwuchs zwingen, so müßten wir den Umkrümmungsversuch dauernd unterhalten. Folgt auf die energische Redression aber wieder eine Zeit freien Gehens, so wirken die Belastungskräfte wieder und wieder unserer Absicht entgegen. In derartigen Fällen müssen wir zu andern Mitteln greifen, zu Schienen, Gipsverbänden, die eine Dauerwirkung der Kräfte garantieren, oder zu blutigen Eingriffen am Knochen selbst. Gymnastik ist also wohl imstande, Versteifungen zu befreien, den an der Verkrümmung beteiligten Bandapparat zu lockern, durch Verstärkung einseitigen Muskelzuges auf Verbiegungen einzuwirken. Aus diesem Grunde können wir sie in keinem Falle entbehren. Ob nennenswerte Einflüsse auf die festen Teile allein mit ihr zu erzielen sind, scheint zum mindesten fraglich.

Die nebenstehende Tabelle versucht Ihnen einen kurzen Überblick über die **Arten der Heilgymnastik** zu vermitteln.

Leicht verständlich ist die früher schon erwähnte Trennung in aktive und passive Gymnastik. Beide Formen lassen sich mit oder ohne Apparatur durchführen. Wir bezeichnen den Zweig der Gymnastik, der sich der Apparate bedient, als *medico-mechanische Methode.* Sie hat be-

A. Aktive Gymnastik. (Der Kranke bewegt sich aus eigener Kraft.)		B. Passive Gymnastik. (Der Kranke wird durch fremde Kraft bewegt.)	
I. Ohne mechanische Vorrichtung:	II. Mit Hilfe mechanischer Vorrichtungen:	I. Ohne mechanische Vorrichtungen, durch Händekraft des Arztes:	II. Mit Hilfe mechanischer Vorrichtungen:
1. Freiübungen.	1. Einfache Apparatübungen. (Der Patient bewegt die Maschine durch die Kraft des zu behandelnden Gliedes.)	1. Einfache Bewegungen.	1. Apparatübungen. (Das zu behandelnde Glied des Patienten wird durch maschinelle Kraft bewegt.)
2. Konzentrische Widerstandsbewegungen. (Der Arzt setzt dem Bewegungsversuch des Patienten Widerstand entgegen.)	2. Widerstandsübungen im Apparat. (Der normalerweise vorhandene Reibungswiderstand in der Maschine wird durch Anhängen von Gewichten usw. erhöht.)	2. Exzentrische Widerstandsbewegungen. (Der Patient setzt der bewegenden Kraft des Arztes Widerstand entgegen.)	2. Als bewegende oder dehnende Kraft dient die Schwere des Körpers. (Hängen usw.)

sonderen Aufschwung genommen, als Zander seine Hebelmaschinen bekannt gab und Krukenberg die Pendelapparate verbesserte.

Für jede Bewegung kamen Spezialmaschinen auf den Markt. Eine Reihe einfacher, in ihrer Anwendung wenig komplizierter Geräte genügt, um gute Resultate zu erzeugen, sobald der wichtigste Faktor bei jeder Behandlung, das Verständnis, sie regiert. Wir werden beim Gang durchs Turnzimmer einige Geräte näher kennenlernen.

Zuerst will ich Ihnen die Grundlagen der sogenannten *Widerstandsgymnastik* erläutern. Ihr Wesen besteht darin, daß die normalen, stets vorhandenen Widerstände, die sich jeder Bewegung entgegenstellen, und die sich aus der Reibung im Gelenk und Muskelgebiet sowie der Wirkung der Schwere zusammensetzen, durch äußere Widerstände mannigfacher Art vermehrt werden. Der Muskel leistet dabei eine größere Arbeit, als er sie zur reinen Bewegung benötigt. Ein Nutzeffekt bleibt übrig, der sich in Überwindung des Widerstandes äußert. Der Gründer der schwedischen Heilgymnastik, Ling, kann das Verdienst in Anspruch nehmen, diese Methoden ausgebildet zu haben. Nach seinen Vorschriften setzt ein zweites Individuum den Bewegungen des Kranken einen gewissen Widerstand entgegen, indem er die Bewegung zu hemmen sucht. Er nannte solchen Vorgang, bei dem sich der übende Muskel verkürzt, die beiden Sehnenenden einander näherrücken, eine konzentrische Bewegung. Umgekehrt vermag der Patient einer passiven Dehnung seines Muskels Widerstand zu leisten, indem er sich gegen die vom Turnlehrer erzwungene Bewegung wehrt. Ansatz und Ursprung des betreffenden

Muskels entfernen sich von der Mitte; wir bezeichnen solche Übungen als exzentrische. Dem Gefühl bleibt es überlassen, die Größe des Widerstandes zu bestimmen. Er darf nie derart wachsen, daß die Grenze der Leistungsfähigkeit erreicht wird. Dagegen läßt er sich mannigfach abstufen und anpassen. Zwei Gesetze beherrschen die Arbeitsleistung der Muskulatur. Das eine, das wir nach dem Namen seines Entdeckers als das Schwannsche bezeichnen, ist biologischer Natur und besagt, daß die Kraft eines Muskels abnimmt mit dem Weiterschreiten seiner Verkürzung. Das andere hängt nicht von der kontraktilen Faser direkt ab, sondern ergibt sich aus der Art ihrer Kraftübertragung. Es ist als Hebelgesetz in der Physik bekannt. Die Bewegung des Armbeugens verbraucht in ihrer Anfangsphase eine größere Kraftanstrengung als in der Mittelstellung, weil der ideelle Hebelarm, an welchem der Bizepsansatz wirkt, anfangs kürzer ist. Damit bleibt nur ein Teil der Muskelkraft für äußere Arbeit übrig. Dieser Teil wird nach und nach größer, so daß die Gewalt mit der Kontraktion zunimmt, am größten wird in der Mittelstellung, von wo an sie wieder sinkt. Der Physiker vermag Ihnen die genaueren Werte anzugeben, nach welchen sich jede Phase berechnen läßt. Uns genügt die Tatsache, daß die Muskelkraft vom Zustande stärkster Dehnung an steigt bis zur mittleren Leistung, um dann bis ans Ende seiner Verkürzungsfähigkeit abzunehmen, und zwar schnell abzunehmen, da auch das Schwannsche Gesetz seinen Einfluß geltend macht.

Der Widerstand, den wir einer Bewegung angedeihen lassen, muß sich daher ihrem Schwund anpassen, wie eine Welle sachte beginnen, sich erhöhen, um rascher wieder abzusinken. Die Hebel- und Pendelapparate tragen diesen Tatsachen ebenfalls Rechnung, indem durch Verkürzung der zu bewältigenden Krafthebel oder durch Vermehrung der Pendelgewichte meßbare Hemmungen eingeschaltet werden können. Trotz exaktester Dosierung werden sie nie die Leistung der kundigen Hand verdrängen, die sorgsam und mit feinem Gefühl den Regungen des Patienten nachkommen kann.

Ich bitte Sie nun, meine Damen, mir auf einem Rundgang durch den *Turnsaal* zu folgen. Sie sehen, daß er hell und geräumig ist. Durch Öffnen der Fenster und sorgfältige Lüftung lassen sich die Nachteile des geschlossenen Raumes einigermaßen ausgleichen. Wo Sie Gelegenheit haben, im Freien, auf einer Zinne oder im abgeschlossenen Garten turnen zu lassen, da sollten Sie die Vorteile dankbar annehmen.

Betrachten wir uns die Einrichtung!

In der Ecke stehen einige gepolsterte Bänke. Darauf werden die Kinder festgeschnallt, um aus liegender Haltung ihre Muskeln zu betätigen. Nebenan finden Sie einen weiten Schrank mit Hanteln, eisernen Kugeln und Gewichten, sowie leichten hölzernen Turnstäben. Während die Verwendung dieser Dinge Ihnen kein Kopfzerbrechen macht, stutzen Sie bei Betrachtung dieser dicken, horizontalen, verstellbaren Walze. Es ist der Wolm, dessen Eigenart Sie bei der Redression mancher Rückgratverkrümmung werden schätzen lernen. Der Patient wölbt seinen Rücken um die in der Höhe verstellbare Walze und stemmt seinen Buckel kräftig dagegen, so daß er durch die Schwere des eigenen Körpers eingedrückt wird. Mitten von der Decke baumelt ein Trapez, zu beiden Seiten flankiert von den Ringen, deren kritiklose Anwendung häufig genug Schaden bringt. Sie sind Prüfmittel für das richtige Verständnis des Wesens der Gymnastik. Das Reck, das Sie vom Turnplatz der Schule her kennen, wird selten verwendet. Häufiger die Leiter, die wir aus der senkrechten Sprossenwand in eine schiefe Lage verstellen können. Sko-

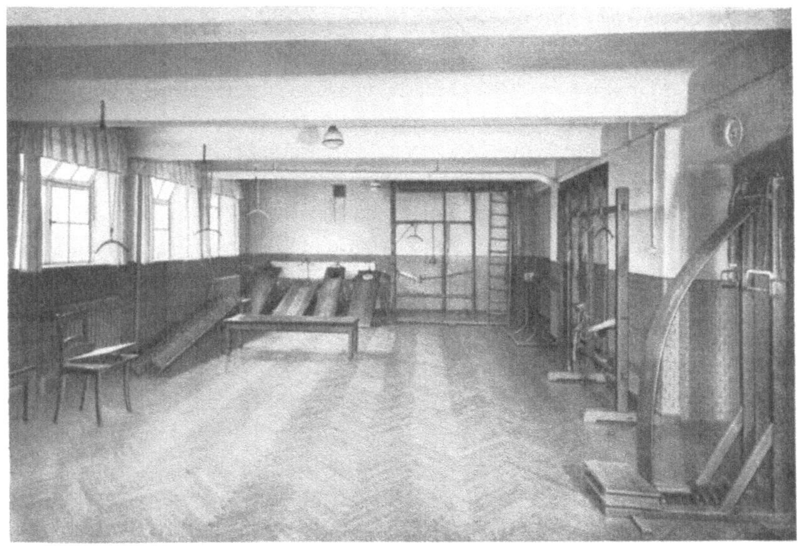

Abb. 27. Turnsaal (zu sehen von links nach rechts: Schiefer Sitz; Gehbrett für Plattfußübungen; schiefe Ebenen, davor die Massagebank; Hoffascher Rahmen; Leiter; Wolm; gebogene Ebene; links von der Decke hängend einige Aufhängevorrichtungen).

liosen und Kyphosen üben an ihr mit Vorteil. Gegenüber bemerken Sie verschiedene Holzgestelle, von deren Querbalken kleine Flaschenzüge mit Haken herabhängen. Sie dienen zur Aufnahme von Kopfschlingen, an denen die verkrüppelte Wirbelsäule im Stehen in die Länge gezogen, extendiert wird. Diese Aufhängevorrichtungen gehören zum unentbehrlichen Rüstzeug des Orthopäden. Sie finden sich im Gipszimmer und in der Werkstätte des Mechanikers; in ihrem Rahmen werden Verbände angelegt und Korsette angemessen. Die Kopfschlingen umfassen Kinn und Hinterhaupt und werden an einem Flaschenzug befestigt. Ähnliche Vorrichtungen sehen Sie an den Mauern über schräg nach dem Fußboden abfallenden Brettern. Sie stellen die schiefen Ebenen dar, auf die wir die Kinder in Bauch- und Rückenlage befestigen, um sie am

Kopf zu extendieren. Kleine Lesepulte sind angebracht, damit sie die Zeit angenehm sich verkürzen und unvermerkt in richtiger Lage gehalten werden können. Die Form der Extensionen ist, wenn wir das Brett nicht allzu steil stellen, sehr milde, wenig ermüdend und doch zur Entwicklung des zwischen den Schultern steckenden Halses sehr vorteilhaft. Wir können die schiefe Ebene mit dem Wolm kombinieren, um einen wirksamen Apparat zu bekommen zur Selbstredression von Skoliosen. Eine nicht minder brauchbare Erfindung lernen Sie in jenem schmalen Brett kennen, das mit mächtigen konvexen Bogen aus der Wand springt. Senkrecht steigt es vom Boden auf, um sich nach hintenüber zu beugen. Zu beiden Seiten baumeln Griffe an gewichtsbeschwerten Rollzügen. Der mit den Schultern anlehnende Patient greift sie und macht, während sein runder Rücken sich am Brett streckt, seine vorgeschriebenen Übungen. Wir können die Vorrichtung als gebogene Ebene bezeichnen.

Die nächste Türe führt Sie ins eigentliche Apparatezimmer, wo neben Pendelapparaten für Knie, Schulter, Fuß und Arm, für Fingergelenke und Hüften die verschiedenen Selbstbewegungsapparate stehen. Sie werden durch die Kräfte des Patienten betrieben, während jene durch die Schwungkraft schwerer Pendel im Gange erhalten werden. Die Handhabung ist leicht zu verstehen und im Prinzip überall gleich. Gewichte und Anschnallvorrichtungen sind verstellbar. Sie lassen sich der Größe des Kranken sowie der Form seiner Deformität anpassen. Das Glied soll möglichst so gefaßt sein, daß es der erwünschten Bewegung nicht auszuweichen vermag. Wo die Metallgabeln und Riemen drücken, legt man kleine Polsterkissen unter. Der proximale Teil der Extremität muß vollkommen fixiert sein am beweglichen Stützgestell, während der distal vom Gelenk gelegene Teil mit dem Pendel verbunden ist, so daß er seinem leisesten Ausschlag folgt. Der Patient übt täglich ein- bis zweimal während einer halben oder einer ganzen Stunde. Übertreibungen sowohl hinsichtlich der Dauer als auch der angewandten Kräfte sind sorgfältig zu vermeiden. Die Maschinen bedürfen, da sie äußerst solide und zweckmäßig gebaut sind, keiner besonderen Wartung. Die Metallstücke werden, wo sie nicht lackiert oder vernickelt sind, mit leicht eingefetteten Lappen gesäubert; die Gelenke und Achsen, die Kugellager und Gewinde müssen von Zeit zu Zeit eingeölt werden.

Ebenso wichtig wie die mediko-mechanische Therapie ist die Behandlung orthopädischer Leiden durch freie Gymnastik. Ihr dient der große Raum in der Mitte des Saales. Die Freiübungen, die im Stehen oder Liegen ausgeführt werden, nehmen den Hauptteil des Turnprogramms ein. Sie setzen sich aus zweckmäßig ausgewählten Gelenkbewegungen zusammen, die bestimmte Muskelgruppen zur Tätigkeit bringen, bestimmte Stellungen und Haltungen erzielen. Aus dem Heer von Übungen möchte ich Ihnen einige Typen herausheben. Es erübrigt sich, die mannigfachen Abweichungen aufzuzählen, die jeder Arzt nach Laune und

Erfindertrieb vornehmen läßt. Der vorsichtige Beobachter darf gewissermaßen experimentieren und Übungen vorschreiben, die für spezielle Fälle von Vorteil zu sein scheinen. Aber im großen Ganzen kommt man mit einer kleinen Gruppe aus, die das Wesentliche der überhaupt möglichen Körperbewegungen enthält. Je einfacher eine Übung ist, desto leichter kann sie erlernt, desto korrekter kann sie ausgeführt werden; je weniger Komplikationen Sie hinzufügen, desto präziser arbeitet der Patient, desto mehr Kraft hat er für die maßgebende Leistung übrig. In jedem Falle dürfen Sie sich nicht mit einer flüchtigen Betrachtung begnügen; nur was am besten Ihren Zwecken entspricht, ist gut genug, um geübt zu werden. Je strengere Anforderungen Sie an die richtige Ausführung der Übungen stellen, desto mehr Geduld erheischt Ihre Lehrtätigkeit. Ein Appell an den Ehrgeiz Ihrer jugendlichen Schüler wird oft mehr Erfolg haben als ungeduldiges und nörgelndes Keifen. Besonders Kindern gegenüber bleiben Sie ruhig, freundlich und bestimmt. Wo Sie in der ersten Stunde nicht zum Ziele kommen, warten Sie die zweite und dritte ab; vielleicht geht dem kleinen Patienten in der vierten das Verständnis auf dafür, was man von ihm will. Wo mehrere Kinder gleichzeitig turnen, kann man durch sorgfältiges Abwägen von Lob und korrigierender Erklärung Lässigkeit anspornen, Übereifer zügeln. Die Tatsache, daß Sie Ihr pädagogisches Talent zur Geltung bringen können, verschafft diesen Stunden einen besonderen Reiz. Ein klar formuliertes und deutlich gegebenes Kommando, nach dessen Rhythmus die Bewegungen sich zu regeln haben, trägt sehr viel dazu bei, den Willen der Patienten anzustacheln.

Weder nach oben, noch nach unten kann eine Altersgrenze festgesetzt werden, die vom Turnen ausschließt. Schon drei- bis vierjährige Kinder verfügen oft über genügend Aufmerksamkeit und Intelligenz, um leichtere Übungen recht hübsch zu lernen. Hinfälligkeit und Schwäche, Blutarmut, Herzfehler mahnen zur Vorsicht. Manchmal steht die Anstrengung, die sich in Herzklopfen und beschleunigter Atmung äußert, in keinem Verhältnis zum anscheinend verlangten Kraftaufwand. Solche Fälle sind auszuscheiden und dem Arzte zur erneuten Untersuchung zuzuführen.

Was Häufigkeit und Dauer der Lektionen anbetrifft, halten wir es meist so, daß vormittags und nachmittags in der zeitlichen Mitte zwischen zwei Mahlzeiten je eine Stunde geübt wird[1]. Erhitzte Zöglinge ruhen sich aus, um frisch an die Aufgabe zu treten. Es empfiehlt sich, mit leichten Freiübungen zu beginnen, mit ebenso einfachen, eventuell mit Apparatübungen oder Massage aufzuhören. Die einzelnen Bewegungen seien deutlich getrennt. Verlangen Sie vom Turnenden strenge

[1] Anmerkung: Diese Forderungen gelten für den klinischen Behandlungsgang. Die ambulante Behandlung muß sich mit einer täglichen, oft mit drei wöchentlichen Turnstunden leider begnügen.

Einstellung auf seine Arbeit und einen möglichst großen Energieaufwand.

Um die notwendige Kontrolle ausüben zu können, rate ich Ihnen, sich nicht zu nah an den Patienten heranzustellen. Ein Blick, der das Ganze übersieht, faßt mehr als einer, der sich in Kleinigkeiten verliert. Von allen Seiten müssen Sie die Haltung des Turnkindes betrachten; häufig verdeckt eine Projektion die Fehler, die sich von einem anderen Standpunkte aus enthüllen. Auch ist es nicht angebracht und zeugt von schlechtem Geschmack, zur Verbesserung von Stellungen allzuviel von seinen Händen Gebrauch zu machen. Das Betasten wird unangenehm empfunden; es wird häufig auch mißverstanden, so daß die beabsichtigte Korrektur über das gewünschte Maß hinausführt. Ein Wort, ein leiser Wink, ein kaum fühlbares Betippen ersetzen das Zurechtrücken. Nie aber werden Sie des direkten Beispiels entraten können! Aus diesem Grunde ist es unerläßlich, daß Sie die Übungen selber einwandfrei vorzumachen imstande sind.

Wir müssen den kranken Körperteil in seiner Bewegung exakt verfolgen können; das ist der Fall, wenn wir ihn nackt sehen. Wer dieser Forderung aus irgendeinem Grunde nicht nachkommt, darf nicht glauben, sich ernsthaft mit orthopädischem Unterricht befassen zu können. Bei Plattfußübungen müssen z. B. die Beine bis übers Knie entblößt sein. Redressionen im Gebiet der Wirbelsäule lassen sich nur beurteilen, wenn der Rücken freigedeckt wird. Ihr Takt wird zwischen dem unbedingt Notwendigen und der Übertreibung die Grenzen zu ziehen wissen. Bei Erwachsenen seien Sie des empfindlichen Schamgefühls eingedenk, das sich aus der Zerstörung leiblicher Wohlgestalt häufig genug mit Bitterkeit und Mißtrauen mischt, die eine Einzelbehandlung dringend erforderlich machen.

6. Vorlesung.

Anwendungsweise der Heilgymnastik bei verschiedenen Krankheiten: Schiefhals und symmetrische Rückgratsverbiegungen.

Anstatt die einzelnen Übungen durch theoretische Betrachtungen aus der Gelenk- und Muskelmechanik abzuleiten, möchte ich Sie, meine Damen, mitten in die Praxis führen. Wir wollen nur besprechen, was sich als gut erwiesen hat. Auf diese Weise können wir eine Serie typischer Methoden zusammenstellen, die für die meisten Fälle genügen und einen Stamm Ihres Wissens bilden werden, der Ihnen ohne weiteres gestattet, Änderungen des Schemas auf Grund eigener oder fremder Erfahrung vorzunehmen. Die Prinzipien bleiben die gleichen.

Da weitaus die Mehrzahl Ihrer Klienten an Mißbildungen des knöchernen Stützapparates leidet, wollen wir mit ihnen beginnen. Was durch

Wort und Bild während des Unterrichts geboten werden kann, erhält seine Begründung später am Lebenden.

Um gewissermaßen eine Normierung zu ermöglichen und Wiederholungen im Text zu vermeiden, wollen wir *bei einseitigen Erkrankungen stets die rechte Seite als die befallene* betrachten. Durch entsprechende Abänderung können Sie selbst die Übungen für links anpassen. Häufig werde ich, um nicht in den Fehler der Weitschweifigkeit zu verfallen, „Rezepte" an die Tafel schreiben, wie sie der Arzt Ihnen zur Verfügung stellen wird. Aus früheren Andeutungen dürfte es Ihnen dann leicht fallen, die darin angegebenen Bewegungen zu zergliedern. Wahrscheinlich löst die Fülle der dargebotenen Übungen anfangs eine leichte Verwirrung aus in Ihrem Denken, obschon — wie nochmals betont sei — nur ein kleiner Ausschnitt aus dem unermeßlichen Schatz zur Darstellung gelangen wird. Dennoch lassen sich die hier erklärten Maßregeln nie alle an einem und demselben Kranken durchpauken. Für jeden Fall muß eine kleine, sorgfältige Auswahl getroffen werden, bei der man während der Behandlungsdauer meist verbleibt, sofern sich Änderungen des Übungsprogramms nicht aus triftigen Gründen lohnen oder sogar vorschreiben.

Der Schiefhals.

Die Korrektur leichter Fälle sowie die Nachbehandlung operativ angegriffener Schiefstellungen werden Ihrer Obhut anvertraut. Wenn auch die Redression Gipsverbände und Halskrawatten in keiner Weise überflüssig macht, spielt die gymnastische Therapie doch eine wichtige Rolle. Ein durch Abnormitäten der obersten Rückgratspartien oder durch Narbenschrumpfung entstandener Schiefhals wird nach den gleichen Grundsätzen redressiert, die darin bestehen, die typische Haltung in ihr übertriebenes Gegenteil zu verwandeln. Beispiel: Auf Kommando „Eins" läßt der vor uns sitzende Patient das Kinn nach rechts wandern, während er das linke Ohr der linken Achsel nähert. Auf „Zwei" kehrt er in die Ausgangsstellung zurück. Damit der Schultergürtel nicht durch Neigung die Bewegung kompensiert und so ihren Nutzen aufhebt, wird er festgelegt, indem wir den Patienten auffordern, mit gestrecktem rechtem Arm die Stuhlkante zu fassen, oder indem wir ihm eine Hantel in die rechte Hand geben. Den gleichen Erfolg erreichen wir durch Unterstützung der linken Achselhöhle mit Hilfe des untergeschobenen Wolms.

Die nämliche Übung muß passiv ausgeführt werden. Der Patient sitzt rittlings auf einer Bank und fixiert seinen Oberkörper, indem er rückwärts mit beiden Händen an ihrem Brette Halt sucht. Der Gymnast — so nennen wir den bewegunggebenden Gehilfen — hält mit der Linken die linke Schulter fest und drängt mit der Rechten den Kopf nach links. Zur Stärkung des gesunden Kopfnickers dienen Widerstandsbewegungen in umgekehrter Richtung.

Als zweite Übung kommt das Rollen des Kopfes in Frage, wodurch der Schädel nach vorn, links, hinten, rechts gebeugt und kontinuierlich im Kreise herumgeführt wird. Ebenso wie die Drehungen nach den Seiten dient diese Übung zur Dehnung und Lockerung der verkürzten Halsteile. Aktiv, passiv und mit Widerstand.

Aus der Bauchlage lassen wir Nackenbeugungen nach hinten mit und ohne Widerstand aktiv ausführen, wobei die Arme eingestemmt, die Beine fixiert sind.

Geräteübungen: Vorzügliche Dienste leisten die Extensionen am Kopf, sei es im Stehrahmen, sei es auf der schiefen Ebene in Rückenlage; die Aufhängeschlinge kann ungleich befestigt werden, wodurch eine korrigierende Schiefhaltung erzeugt wird.

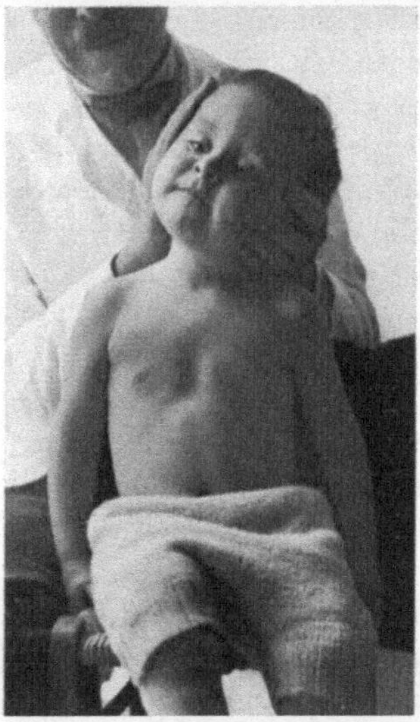

Abb. 28. Redressionsübungen für einen rechtsseitigen Schiefhals.

Zusammenfassend kann gesagt werden, daß die passiven Übungen hauptsächlich zur Dehnung und Verlängerung der noch kontrahierten Weichteile führen sollen, während aktive und Widerstandsübungen die Stärkung der gesunden Muskeln im Sinne haben. Das dauernde Übergewicht dieser Partien verhindert drohende Rückfälle am ehesten.

Bei energischer Behandlung ist der Erfolg in kurzer Zeit zu erkennen. Die Dauerresultate werden ausgezeichnet, wenn der Faden der Geduld nicht zu früh reißt.

Die Rückgratsverbiegungen.

Die ganze turnerische Therapie wurde zuerst auf die Heilung der Rückgratsverbiegungen zugeschnitten. Die Starre der Methode belebt sich in der Praxis und schmiegt sich den ewig wechselnden Erscheinungen an. Diese Lebendigkeit verschönt die mühselige und an Enttäuschungen reiche Arbeit. Das Geheimnis ihres Erfolges liegt in zwei Worten verborgen: Geduld und Energie.

Sowohl für die meist leichteren symmetrischen als auch für die asymmetrischen Formabweichungen kennen wir eine Reihe gemeinsamer, einfacher Übungen, die vor allem zur Stärkung der Rückenmuskulatur ausersehen sind. Es ist dies wohl das wichtigste Ziel, das wir zu erreichen suchen, da es einen indirekten Einfluß auf die Deformität besitzt. Häufig genug wird ihr Fortschreiten durch mangelhafte Entwicklung der Rückgratsstrecker begünstigt; oft sogar bildet sie eine der Ursachen solcher Mißbildungen. Andere Freiübungen sind derart gewählt, daß sie auf die Wirbelsäule im Sinne einer Umkrümmung wirken, die verbindenden Bänder lockern, die Beweglichkeit des knöchernen Stabes vermehren, besonders wichtige Muskelgruppen einseitig zur Funktion bringen. Auf diesem Wege werden fehlerhafte Stellungen ausgeglichen; das Gefühl für eine korrigierte Körperhaltung wird dem Kinde eingeprägt. Hier sehe ich den wesentlichen und wichtigsten Erfolg, den uns die Freiübungen erreichen helfen. Die verbogene Wirbelsäule paßt den Körper an ihre Fehlform an, daß sein Träger gar nicht mehr das Bewußtsein hat, sich schief zu halten. Im Gegenteil wird er die ausgeglichene Haltung als unrichtig und abweichend empfinden. Das Gefühl für eine richtige Einstellung des Rumpfes über dem Becken muß durch Übung erst wieder anerzogen werden und läßt sich selbst bei schweren Skoliosen so weit entwickeln, daß eine Verbesserung der Gesamthaltung erzielt wird ohne wirkliche Korrektur des Rückgrates.

Die Mechanotherapie sucht auf direktem Wege ein weiteres Ziel zu erreichen. Ganz bestimmte Bewegungen werden ausgelöst, während der Körper am Ausweichen durch Fixierungsvorrichtungen gehemmt wird. Die redressierenden Kräfte lassen sich genau bemessen und auf Punkte leiten, wo sie die Verbiegung am zweckmäßigsten korrigieren. Sie wirken auf den Scheitel der Buckelbildung, suchen die Verdrehung der Wirbel auszugleichen, entlasten durch Zug den Stützapparat und halten das Rückgrat in der korrigierten Stellung fest, wodurch die Umbildungsprozesse im knöchernen Bau bedeutend angeregt werden. Sie packen das Übel derb an, lassen dafür aber die Kräftigung der Muskulatur meist außer Betracht, weswegen wir mit ihnen allein nichts ausrichten.

Eine ähnliche Wirkung haben die passiven Bewegungen und Redressionen, während Widerstandsübungen ergänzen, was freies Turnen begonnen.

Symmetrische Deformitäten.

Zu ihrer Beseitigung bedienen wir uns vorzugsweise der allgemeinen Übungen, die aus symmetrischen Bewegungen zusammengesetzt sind. Einige Rezepte finden Sie am Schluß des Kapitels aufgeschrieben.

Übungen im Stehen. Als Grundstellung wählen wir das aufrechte Stehen mit geschlossenen Beinen und Hacken, leicht auswärts gestellten Fußspitzen. Am besten lernen wir jedes Kind einzeln an, indem wir uns hinter seinen Rücken stellen.

1. Auf das Kommando „eins“ bringt der Patient mit einem Ruck die gesamte Rückenmuskulatur zur Kontraktion. Die Schulterblätter nähern sich der gestreckten Wirbelsäule; die Schultern werden zurückgenommen, während die Arme sich kräftig auswärts und nach hinten drehen, so weit es bei gerader Körperhaltung möglich. Die Lendenlordose darf nicht übertrieben werden. „Zwei“: Der Körper sinkt in die lässige Ausgangsstellung zurück.

Wo die Schultern nicht sehr hoch geschoben sind, können Sie bei dieser Übung auch die Hände mit nach hinten liegenden Daumen in der Taille einstemmen lassen. Die Ellbogen werden kräftig nach rückwärts gebracht.

2. Die nämliche Übung wie vorhin wird mit einer Neigung des Oberkörpers in den Hüftgelenken nach vorn verbunden. Gewöhnlich beugen die Kinder ihren Rumpf in der Gegend der Lendenwirbelsäule. Die Dornfortsätze springen dann bucklig nach hinten. Der Fehler muß vermieden werden. Die Lendenlordose soll bestehen bleiben und die Bewegung nur aus der Hüfte erfolgen. Die leichte Vorneigung hat zur Folge, daß die Strecker des Rückens Mehrarbeit zu leisten haben infolge Störung des Gleichgewichts.

Eventuell die gleiche Übung, Hände hüftenfest.

3. Kommando „eins“: Arme vorwärts heben zur Wagerechten in gewöhnlicher Grundstellung. „Zwei“: Die Arme werden mit einem Ruck nach rückwärts geschwungen und kräftig nach auswärts gedreht. Gleichzeitig beugt sich der Oberkörper nach vorn in den Hüften. Diese Bewegung hat so weit zu erfolgen, als sie ohne Veränderung der Lendenlordose möglich ist. Verwenden Sie Sorgfalt darauf, daß der Kopf in guter Mittelstellung, mit leicht angezogenem Kinn fixiert bleibt. Es ist fehlerhaft, ihn auf die Brust oder zu sehr in den Nacken beugen zu lassen. „Drei“: Rückkehr in die Grundstellung.

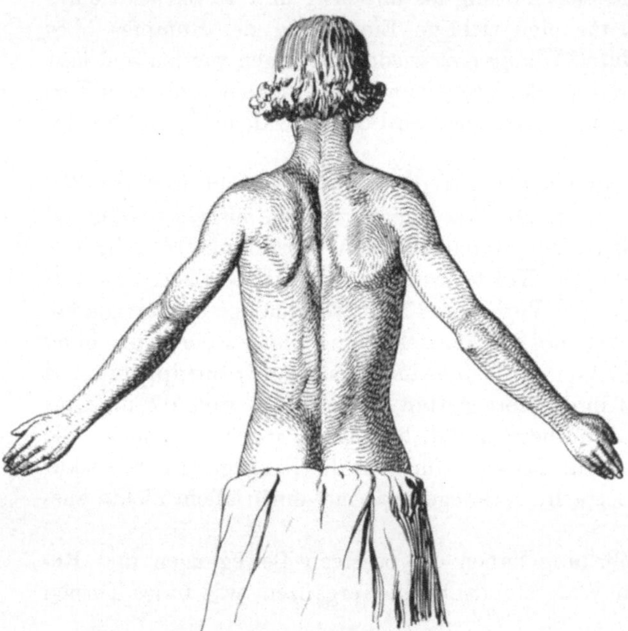

Abb. 29. 1. symmetrische Rückenübung (S. 51).

4. Auf Kommando „eins“ haben Rumpfbeugen vorwärts, Armsenken vorwärts zu erfolgen. Während die Beine gestreckt bleiben, soll die Bewegung so ausgiebig als möglich gemacht werden. „Zwei“: Aufrichten des Oberkörpers, Arme in Außenrotation nach rückwärts. Die Bewegung hat im Lendenteil der Wirbelsäule zu erfolgen. Die Hüftgelenke stehen fest, so daß das Becken stark nach vorn geneigt bleibt. Es kommt eine Stellung wie bei Übung 3 zustande. „Drei“: Rückkehr in die Ruhelage.

Bei dieser Bewegung kann es notwendig sein, durch Festhalten das Becken zu fixieren.

5. Eine sehr gute Bewegung stellt das Armkreisen dar. Vorwärts und rückwärts. Ebenso das Seitwärtsschwingen.

6. Weiterhin erwähne ich: Arme hochschleudern aus der Grundstellung, gleichzeitig Fersenheben zum Zehenstand; der Rumpf soll unter leichten Dreh- und Reckbewegungen möglichst in die Länge gereckt werden. Das Kind soll sich so lang als möglich machen, recht hoch gegen die Decke greifen.

7. Man stellt den Patienten an eine Wand, die Füße 30—50 cm davon entfernt. „Eins“: Hochheben der Arme, Rückwärtsbeugen des Oberkörpers, beides in langsamem, gleichmäßigem Tempo, bis die Fingerspitzen die Mauer berühren. Zugleich kann sich der Patient in Zehenstand erheben. „Zwei“: Ruhige Rückkehr in Grundstellung.

Übungen 5—7 sind besonders zur Lockerung steifer Kyphosen anzuwenden.

8. Rumpfkreisen aus der Grätschstellung, langsam nach beiden Seiten, entweder mit in die Hüften gestemmten oder hoch erhobenen Armen. Die Hände fassen sich im letzten Fall über den Kopf und bilden mit den Armen einen geschlossenen Ring. Stets ist darauf zu achten, daß die Schulterblätter straff gegen das Rückgrat gezogen werden.

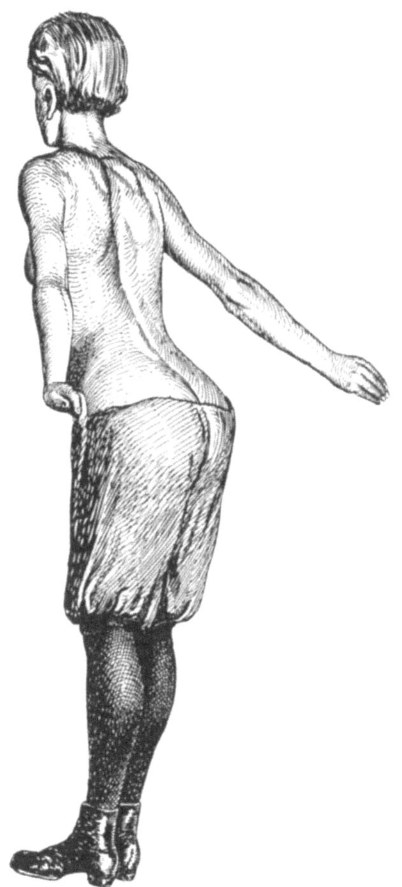

Abb. 30. 2. symmetrische Rückenübung (S. 52).

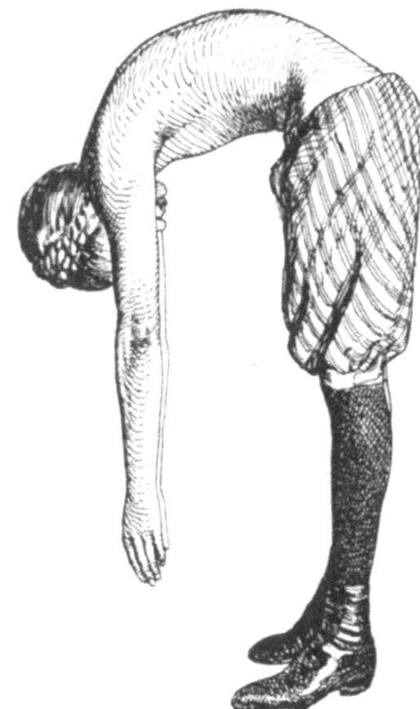

Abb. 31. Ausgangsstellung zur 4. Rückenübung.

9. Schwimmbewegungen aus der Stellung von Übung 3.

Alle Übungen haben auch als Atemübungen zu gelten, wobei das Ausbreiten oder Heben der Arme das Zeichen zum Einatmen gibt, während Senken von Arm oder Rumpf die Phase der Ausatmung begleitet.

Übungen im Liegen. Wir verwenden dazu die niedere, gepolsterte Bank, auf welcher sich das Kind bequem in Bauch- oder Rückenlage ausstreckt. Die Arme liegen neben dem Kopf nach vorn oder neben dem Rumpf zu beiden Seiten. Damit die Beine bei den Übungen einen Halt finden, werden sie in der Gegend der Achillessehne vom Turnlehrer gefaßt oder durch einen breiten Riemen, der über die Waden wegzieht, am Tisch befestigt. Aus dieser Lage werden ungefähr die nämlichen Bewegungen vorgenommen, die wir aus den Beispielen im Stehen schon kennen.

A. Übungen in Bauchlage. 1. Aufrichten des Rumpfes, Arme rückwärts, mit Außenrotation.

2. Aufrichten des Rumpfes, Arme rückwärts. In dieser Stelle verharren. Der Gymnast zählt langsam bis zehn. Bei jeder Zahl versucht das Kind seine Haltung zu verbessern, kontrahiert mit einem Ruck seine Muskeln und schnellt dadurch den Rumpf etwas höher. Auf Kommando „zehn" Ruhelage.

3. Übung wie bei 1. Dagegen werden die Hände auf dem Hinterhaupt verschränkt, die Ellbogen nach rückwärts gedrängt.

4. Schwimmbewegung. „Eins": Das Kind erhebt seinen Rumpf und richtet die Arme mit einwärts gestellten Handflächen nach vorn. „Zwei": Die Arme werden gestreckt nach rückwärts gebracht und während der Bewegung einwärts

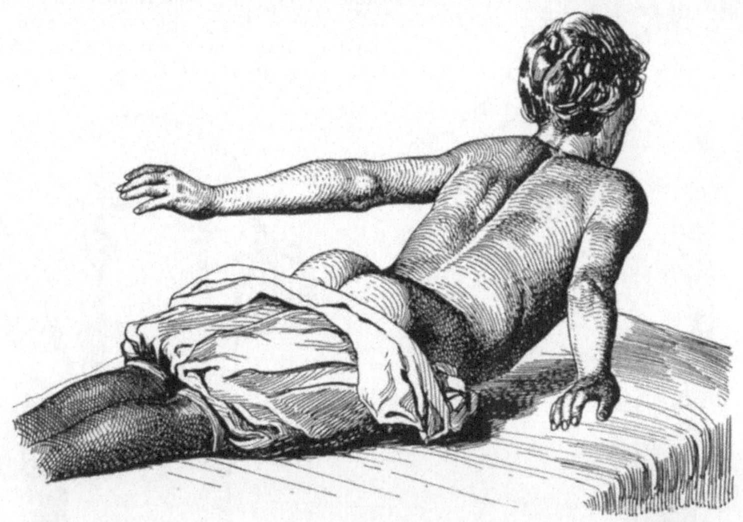

Abb. 32. 1. Übung in Bauchlage.

gedreht. Aus der Endstellung werden sie an die Brust angezogen und wieder nach vorn gestoßen. Nach Kommando muß diese Schwimmbewegung wiederholt werden.

5. Eventuell läßt man die Arme auf dem Rücken verschränken und die Übungen 1 und 2 auf diese Weise machen.

6. Nur für kräftige Patienten. An Stelle der Füße werden die Schultern mit dem Riemen fixiert. „Eins": Hochheben der Beine, Wölben des Rückens im Sinne einer totalen Lordose. „Zwei": Senken zur Ruhlage.

B. Übungen in Rückenlage. 7. Der Rumpf ragt über die Bankkante hinaus, auf welcher das Gesäß ruht. Er ist stark nach hinten, unten geneigt. „Eins": Langsames Aufrichten; „zwei": ebenso langsames Zurückgehen. Wegen der großen Anstrengung ist diese zur Stärkung der Bauchmuskeln und Lockerung steifer Wirbelsäulen ausgezeichnete Übung nur mit Vorsicht und bei kräftigen, älteren Kindern zu versuchen.

8. Spannbogen in Rückenlage bis zur Bildung einer eigentlichen Brücke, bei der nur mehr Kopf und Füße als Unterstützungspunkte zu gelten haben. Nur für kräftige Kinder.

Wiederum ist auf eine mittlere Haltung des Kopfes bei all diesen Bewegungen zu achten. Besonders das unschöne und atembehindernde Rückwärtsbeugen muß korrigiert werden. Die Atmung hat ruhig und tief zu sein und sich den einzelnen Phasen der Übungen anzupassen. Wenn sich der Brustkorb weitet, soll eine Inspiration einsetzen und umgekehrt. Sie gibt sehr häufig das Tempo an, nach welchem man kommandieren muß.

Wo die Wirbelsäule bis zu einem gewissen Grade in ihrer krankhaften Form versteift ist, wenden wir mit Erfolg passive Übungen an, die mit erheblicher Kraft ausgeführt und als manuelle Redression betrachtet werden können. Z. B. lassen sich die Schultern kräftig nach hinten raffen; aus der Bauchlage heraus vermag die unterstützende Hand die Lordose im Lendenteil zu vermehren, die Brustkyphose etwas auszugleichen. Zu diesem Zwecke pressen wir die Rechte auf den Buckel und drängen mit der Linken den Rumpf von der Brustseite her nach hinten. Wir dürfen sogar soweit gehen, die verkürzten Bänder zu dehnen, indem wir unser Knie gegen den Rücken des sitzenden Patienten stemmen und den Ausgleich durch Zug an beiden Achseln zu erzwingen suchen.

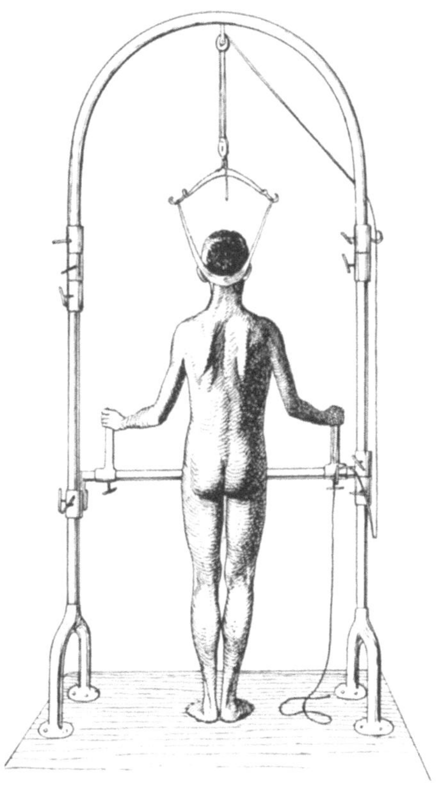

Abb. 33. Extension am Kopf im Stehrahmen.

Zur Stärkung der Rücken- und Nackenstrecker üben wir einen Widerstand aus, indem wir dem sich aus der Bauchlage aufrichtenden Rücken oder Kopf Gewalt entgegensetzen.

Als wichtigste der Übungen kommen Nr. 1, 2 und 3 im Stehen, Nr. 1, 2 und 4 im Liegen in Betracht. Ihre Anwendung ist von Nutzen bei allen Deformitäten der Wirbelsäule oder des Brustkorbs, wo nicht ärztliche Gründe dagegen sprechen, sei es allein, sei es als Einleitungsgymnastik im Verbande mit anderen. Für leichte Fälle von rundem, hohlem oder flachem Rücken, zur Korrektur schlechter Haltung, zur Behebung von Muskelschwäche dürften sie neben einigen Geräteübungen allgemeiner Art genügen.

Apparatübungen. Wie erwähnt, haben sie vor allem redressierende Wirkung. Sie sollen die fehlerhafte Stellung der Wirbelsäule, der Schultern, des Kopfes korrigieren und zugleich die Korrektur während einiger Zeit festhalten. Langsam gibt der Widerstand der gespannten Bänder, der verkürzten Muskeln nach. Ein im Rumpf versteckter Hals läßt sich nach und nach entwickeln, eine Buckelbildung flacht sich ab. Immerhin sind alle diese passiven Maßnahmen nur wirksam, wenn aktive Übungen die Führung haben. Sie kräftigen ja nicht, sondern bereiten nur vor, was die aktive Gymnastik zu festigen hat.

1. Extension am Kopf im Stehen. Wir bedienen uns einer Aufhängevorrichtung mit Flaschenzug. An ihr wird die Schlinge befestigt und hochgezogen, in welcher der Kopf des Patienten in möglichst ungezwungener Lage ruht. Das Kind soll imstande sein, mit geschlossenen Füßen auf den Sohlen zu stehen. Wird es genötigt, sich auf die Zehen zu stellen, so muß das als Zeichen gelten, daß der Zug zu stark ist. Er ist sogleich zu verringern. Die Arme hängen lose am Körper herunter oder dürfen auf seitlichen Haltern ruhen. Achten Sie darauf, daß die Schultern nicht hochgezogen werden! Die Halslinie soll in schönem Schwunge zu den Achseln abfallen. Erreichen Sie durch Zuspruch diese Lockerung der Skapularmuskeln nicht, so dürfen Sie die Hände mit leichten Hanteln beschweren.

2. Extension am Kopf im Stehen, angelehnt gegen die gebogene Ebene. Durch Armübungen (Seitwärtsführen der erhobenen Arme zur Ausweitung des Brustkorbes, Gewichtziehen an seitlich hinten angebrachten Flaschenzügen usw.) kann die Stellung ausgenützt werden. Bei pathologischen Lordosen nicht angezeigt, dagegen vorzüglich zur Umformung von rein runden Rücken.

3. Extension am Kopf auf der schiefen Ebene, in Bauch- oder in Rückenlage. Je steiler das Brett gestellt wird, desto stärker wird der Zug, der sich durch die Schlinge auf den Kopf überträgt. Durch Versuche müssen Sie für jeden Fall die richtige Stellung finden. Keineswegs lohnt es sich, über einen Neigungswinkel von 45° — zwischen Brett und Fußboden — hinauszugehen. Je flacher die Ebene steht, desto länger erträgt der Patient die Extension, da sie weniger intensiv wirkt. Starre und schlecht redressierbare Wirbelsäulen werden wir stärkerem Zug aussetzen müssen als weiche, biegsame Formen. Zwischen der Extension in Bauch- und der in Rückenlage bestehen erhebliche Unterschiede. Während in Rückenlage das Hinterhaupt auf dem Brett ruht, hängt der Kopf bei Bauchlage frei nach oben. Im ersten Fall wird das Rückgrat ungefähr in einer Geraden gestreckt; im zweiten beschreibt es einen lordotischen Bogen Wo wir kyphotische Verbildungen vor uns haben, werden wir daher die Bauchlage bevorzugen. Wir wenden sie aber nicht an, wenn die Lendenlordose übertrieben erscheint, wie dies beim sogenannten hohlrunden Rücken sich zeigt. Dauer 15—40 Minuten.

4. Extension am Kopf im Hoffaschen Sitzrahmen. Sie wird kombiniert mit Redression der nach vorn hängenden Schultern, die durch verstellbare Riemen nach rückwärts gezogen werden. Zu gleicher Zeit läßt sich durch eine Druck- oder Zugpelotte auch eine Wirkung auf die Höhe der Brustkyphose ausüben. Die Schulterriemen stellen zwei Schlingen dar, in welche die Kinder mit den Armen hineinfahren. Die Pelotte wird entweder durch Schraubkraft von hinten gegen die Dornfortsätze gepreßt, oder sie beträgt beiderseits starke, an den Enden mit Haken versehene Querstangen, welche die Breite des Rumpfes überragen. Durch Stränge, die sich mittels Ringen einhaken lassen, wird ein gleichmäßiger Zug nach vorn hergestellt, der, vom Gegenzug an den Schultern kompensiert, die Verkrümmung korrigiert. Dauer 10—30 Minuten.

5. Wolm in Lendenhöhe, Rückwärtsbeugen über den das Kreuz stützenden Baum. Langsam, auf Kommando.

6. Wolm oder Reck in Schulterblatthöhe. Arme nach rückwärts darüber schieben und mit den Händen nach den Hüften greifen. Beine, Rumpf und Hals beschreiben eine nach hinten konkave Biegung. (Zur Redression der Kyphosen.)

7. Stabübungen. Auf Kommando auszuführen. Aus dem Übungsschatz des

normalen Schulturnens können Sie eine Anzahl von Bewegungen zusammenstellen, von denen ich Ihnen die folgenden besonders empfehlen möchte:

Stabhochheben, Rumpfbeugen vorwärts. — Stabhochheben, Rumpfbeugen rückwärts, eventuell Stab gleichzeitig senken nach vorn. — Gehen mit hochgehobenem Stabe und gerecktem Rumpf.

8. Hängen an den Ringen oder am Reck und Trapez. Diese Übung, so gern sie von den Zöglingen gemacht wird, da ihr etwas Spielerisches, an die Schaukel

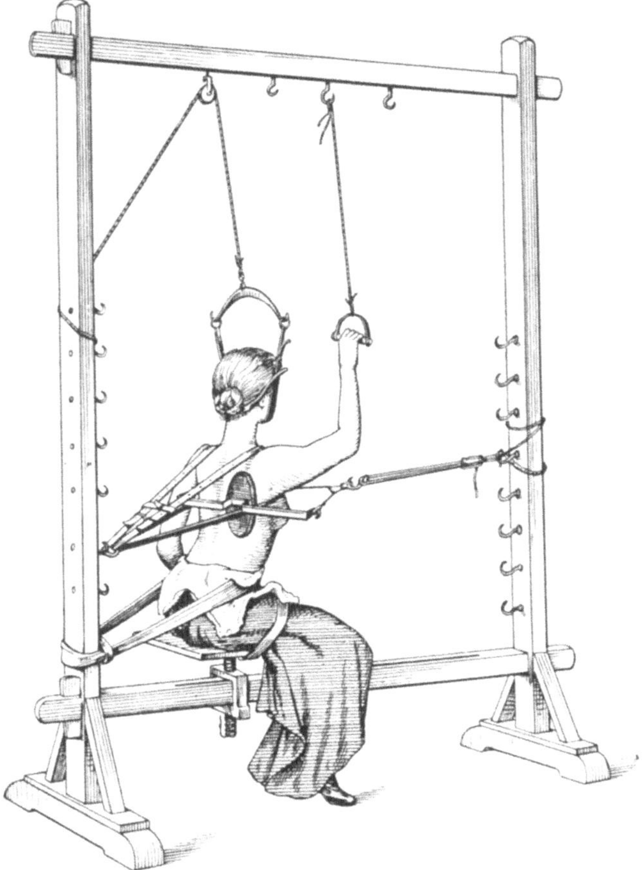

Abb. 34. Extension im Hoffaschen Rahmen.

Gemahnendes anhaftet, darf nur vorgenommen werden, wo der Hals keine Tendenz hat, sich im Thorax zu verstecken, wo die Schultern nicht hochstehen. Kurzer Hals und hohe Achsel werden durch sie verschlimmert. Sie findet daher verhältnismäßig selten Anwendung. Am niedriggestellten Gerät kann der Körper nach hinten durchhängen, indem das Kind die Füße vorstellt, wodurch die Lordose umgebogen wird. Nimmt es die Füße nach hinten, so hängt der Körper nach vorn durch, eine Stellung, die zum Ausgleich der Kyphose dient. Die Redression wird durch die Körperschwere erzeugt.

Kräftigen Patienten dürfen Sie auch schwere Übungen gestatten, z. B. das sogenannte „Nest“. Die Arme greifen von rückwärts nach den Ringen, in welche auch beide Füße einhaken, so daß sich der Körper mit Hilfe der Gliedmaßen rückwärts zum Ring schließt, der eine enorme Lordosierung der ganzen Wirbelsäule erzwingt.

Ich lasse hier zwei Rezepte folgen, wie sie der Arzt etwa aufstellen und mit dem Kranken Ihnen wird zustellen lassen.

Rezept für runden Rücken. Freiübungen. — Stabübungen (Schulturnen). — Übungen im Hang am Reck und an den Ringen. — Nach vorne Durchhängen. — Rumpfheben rückwärts aus liegender Haltung, mit Armübungen zu kombinieren. — Bauchlage auf schiefer Ebene mit Kopfextension. Kopfextension im Stehen. — Passive Übungen zur Redression der Schultern, z. B. Armführen rückwärts, Schulterzug nach rückwärts. — Redressionen der Kyphose am Wolm. — Redressionen aus der Bauchlage durch gewaltsames Rückwärtsbiegen. — Rückenmassage.

Rezept für hohlrunden Rücken. Übungen wie vorhin mit Ausnahme derjenigen, die eine starke Vermehrung der Lendenlordose erzielen, wie Übungen an den Ringen oder Bauchlage auf der schiefen Ebene.

Statt dessen: Rückenlage auf schiefer Ebene mit Kopfextension. — Aufrichten aus der Rückenlage zur Stärkung der Bauchmuskeln; Füße des Patienten festhalten oder anschnallen. — Beinheben vorwärts aus der Rückenlage; eventuell im Streckhang am Reck die gebeugten Knie anheben. — Rückenmassage.

Sie werden, meine Damen, nicht in jedem Turnsaal die hier besprochenen Geräte vorfinden. Doch werden Sie überall die zugrunde liegenden Prinzipien erkennen und daraus unschwer Wirkungsweise und Anwendungsart erkennen. Im allgemeinen geht die moderne Orthopädie darauf aus, komplizierte Maschinen durch einfache und namentlich durch Freiturnen zu ersetzen, das in meinen Augen neben rein ärztlichen Behandlungsmethoden das wichtigste Mittel zur Bekämpfung der Rückgratanomalien liefert.

7. Vorlesung.

Anwendungsweise der Heilgymnastik bei verschiedenen Krankheiten: Asymmetrische Rückgratsverbiegungen.

Eine Anzahl von Übungen, die wir besprochen haben, und die für alle Verbiegungen der Wirbelsäule in der Sagittalebene von ausschlaggebender Bedeutung sind, werden wir auch bei der Skoliosenbehandlung wieder anwenden. Sie dienen uns als Einleitungsgymnastik. Sie vermögen insofern günstig auf asymmetrische Prozesse einzuwirken, als sie die Normalhaltung des Körpers zu erzielen streben, dadurch eine gewisse Korrektur der schiefen Verkrümmung erreichen. Was ihnen bei leichteren Formen gelingt, bleibt ihnen bei schwereren versagt. Hier vermögen sie nicht einmal mehr eine symmetrische Haltung zu erzwingen. In keinem Falle darf man sich eine Heilung von ihnen versprechen.

Wenn Sie einen elastischen Stab, der durch irgendeine Kraft verbogen wurde, gerade drücken wollen, so genügt es nicht, ihn auszustrecken. Erst wenn Sie ihm eine Gegenkrümmung geben, seinen Bogen überkorrigieren, wird er sich in Form bringen lassen. Ist der Stab aber starr, so bedarf die Streckung sehr großer Kräfte, bis ihr die Geraderichtung gelingt und nie ist dadurch eine Umkrümmung zu erzielen. Erst der seitlich gerichtete Druck auf den Bogenscheitel bewirkt diese Umkrümmung. Die nämliche Widerspenstigkeit zeigt sich bei der Skoliose, als einer der hartnäckigsten Deformitäten. Um eine gründliche und dauernde Heilung zu erzielen, müßten wir verstehen, nach Beseitigung der ursächlichen Faktoren einen fehlerhaften Bogen in sein Gegenteil zu verwandeln.

Leider gelingt es nicht, die Forderung zu erfüllen. Freie Gymnastik wird sie nie erreichen. Dagegen vermag eine geschickte Kombination von Bewegungen ihr doch erheblich entgegenzukommen.

Wir machen uns vor allem die seitliche Neigung des Beckens und ihren Einfluß auf die Form der Wirbelsäule zu Nutzen. (S. auch S. 23.) Senkt ein fehlerlos Gewachsener das Becken nach einer Seite, etwa nach rechts, indem er das rechte Knie aus der Grundstellung heraus beugt, so wird der fünfte Lendenwirbel mitgenommen. Damit würde sich der auf ihm ruhende Rumpf nach der Seite neigen. Um ihm seine aufrechte Stellung wiederzugeben, führen die oberen Lenden- und unteren Brustwirbel das Rückgrat wieder in seine Mittelstellung zurück. Die Wirbelsäule biegt sogar in den mittleren und oberen Thorakalpartien ausgleichend nach links, um zuletzt wieder gerade zu verlaufen und den Kopf über die Standfläche zu bringen. Wir haben eine künstliche Skoliose erzeugt, die im Lendenteil nach rechts, im Brustteil nach links gekrümmt ist. Wir bedienen uns keines anderen Mittels als der Neigung des Beckens, der Richtungsänderung im Anfangsgebiet der Wirbelsäule. Das übrige überlassen wir der Natur, dem Einfluß des Gleichgewichts.

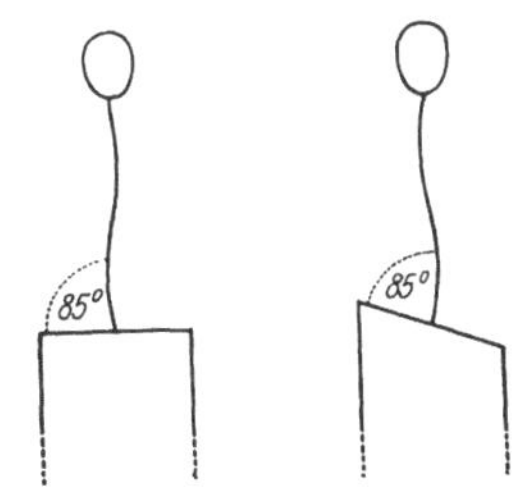

Abb. 35. Korrektur einer linksseitigen Lendenskoliose durch rechtsseitige Beckenneigung.

Versuchen wir das Experiment am Skoliotischen, indem wir das der Konkavität entsprechende Knie beugen lassen, damit das Bein praktisch verkürzen, so sehen wir mit Freuden, daß sich eine Umkrümmung einleitet, die allerdings um so schwerer zum Ziele kommt, je kürzer der krankhafte Bogen ist und je höher oben er sich im Rückgrat befindet. Auf Verkrümmungen im obersten Brust- oder gar im Halsteil, wird sich der Einfluß nicht mehr deutlich erstrecken. Wo bei S-förmigen Verbiegungen die Hauptdeformität im Lendenteil sitzt, werden wir gute, wo sie im Brustteil sitzt, immer noch schätzbare Erfolge sehen. In beiden Fällen lassen wir das Becken nach der konkaven Seite der tiefer gelegenen Krümmung senken. Sie können die Wirkung Ihrer Anordnungen sehr schön am Verlauf der Dornfortsatzlinien kontrollieren. Bei doppelseitigen Skoliosen, deren Hauptverbiegung im Brustteil liegt, sollte sich eine Umkrümmung auf beide Kurven des S erstrecken, doch wird nicht selten unsere theoretische Überlegung umgestoßen, indem die ihr zuwiderlaufende Beckenneigung den Vorzug verdient. Der Grund solcher Abweichungen von der Norm läßt sich in einseitigen Bänderverkürzungen, ungleichmäßigen Versteifungen, fixierten Verdrehungen der Wirbel suchen.

Die Neigung des Beckens nach einer Hüfte können wir auf mannigfache Weise erzielen. Wollen wir z. B. die linke Seite senken, so verlängern wir das rechte Bein, indem wir 2—4 cm dicke Brettchen unter den Fuß schieben; durch Vorstellen des linken Beines und leichtes Beugen im Knie erreichen wir dasselbe, wenn die Last des Körpers auf dem Standbein (rechts) ruhen bleibt. Im Sitzen erhält man die Schiefstellung durch schräges Ansteigenlassen der Unterlage nach rechts; wir verwenden den sogenannten „schiefen Sitz". Wo die Krümmungen höhere Gebiete des Rückgrates verunzieren, kommen wir mit diesem Mittel allein nicht mehr aus. Daher versuchen wir, redressierende Kräfte direkt auf den Scheitel des Bogens wirken zu lassen. Das gelingt einigermaßen, wenn das Kind seine Hand gegen den Rippenbuckel stemmt. Da die Buckelbildungen sich gegen die Korrektur wehren, verlangt die Übung erhebliche Anstrengung.

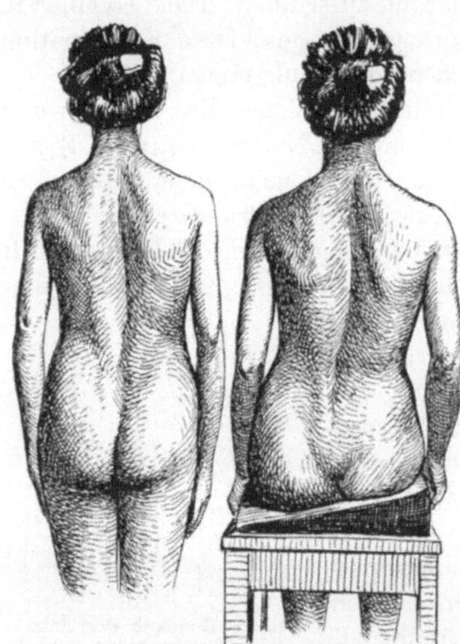

Abb. 36 u. 37. Rechtsseitige Lendenskoliose, auf dem schiefen Sitz in ihrem unteren Abschnitt aufgehoben.

1. Einleitungsgymnastik[1]. In Betracht kommen die einfachen symmetrischen Übungen, z. B. Nr. 1, 2, 4 im Stehen, später Nr. 1, 2, 4 im Liegen u. a. m.

2. Besonders für Total- und Dorsalskoliosen. Grundstellung: rechte Hand mit nach hinten gestelltem Daumen auf den Scheitel der Krümmung gestemmt; linke Hand im Nacken; beide Ellbogen nach rückwärts rücken. „Eins": Rumpfneigen nach rechts. „Zwei": Grundstellung.

3. Grundstellung wie oben. „Eins": Rumpfdrehen nach rechts (wenn die Torsion auf der konkaven Seite liegt, wie meist bei Totalskoliosen); „zwei": Grundstellung.

4. Grundstellung: Spreizstand; Arme hüftenfest; Rumpfbeugen rechts seitwärts und rechts seitwärts rückwärts.

[1] Die Angaben gelten wiederum für rechtsseitig konvexe Verbiegungen.

Die Übungen werden bei linksseitigen Totalskoliosen im Gegensinne vorgenommen. Statt die konkavseitige Hand in den Nacken zu stemmen, kann sie aus der Stoßstellung auf Kommando „Eins“ hochgeschleudert werden, wodurch die Umkrümmung bedeutend gefördert wird.

Da bei Totalskoliosen häufig das eine Schulterblatt tief steht, versuchen wir durch Stärkung seiner Hebemuskeln eine Korrektur zu erzielen. Dies geschieht durch aktives Hochziehen der Achsel gegen Widerstand.

5. Besonders für Lumbalskoliosen. Grundstellung mit Beckenneigung nach links, hervorgerufen durch leichtes Vorstellen des linken Fußes. Ein Knie und eine Hüfte müssen dann ohne Verlagerung des Schwerpunktes so stark gebeugt werden, daß sich die eine Beckenseite deutlich senkt. „Eins“: Leichtes Vorneigen des gestreckten Rumpfes, Arme in Auswärtsrotation nach hinten. Leichtes Einknicken im linken Knie. „Zwei“: Grundstellung. (Abb. 38.)

6. Die nämliche Übung, linke Hand nacken-, rechte Hand lendenfest; Ellbogen nach hinten. Selbstredression durch Druck der Rechten.

7. Die nämliche Übung. Linker Arm aus angezogener Stellung in Fechterstellung ausstoßen. Rumpf stärker nach vorn beugen. (Es darf trotzdem die Lendenlordose nicht ganz verschwinden.)

8. Rumpfdrehen, Arme seitwärts. Zur Mobilisierung der Lendenwirbelsäule.

9. Beinheben seitwärts im Stehhang. An der Leiter oder am Reck. Das der Konvexität entsprechende Bein wird gestreckt seitlich erhoben. Ähnlich kann aktiv diese ganze Beckenseite erhoben und gesenkt werden.

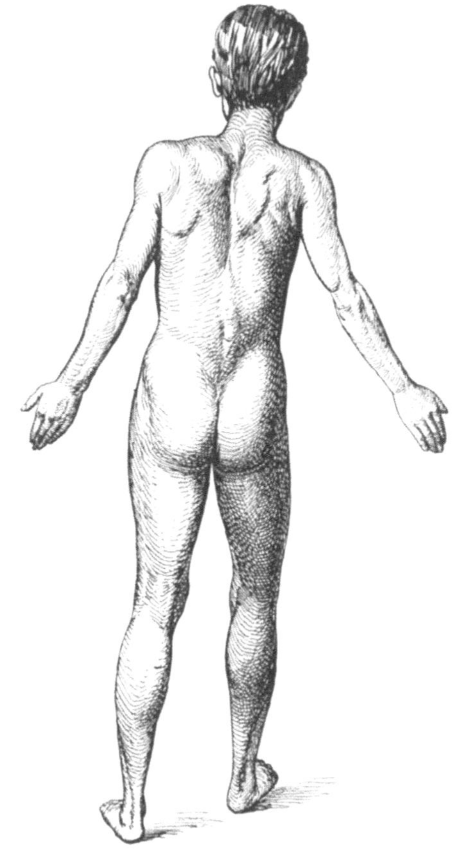

Abb. 38. Freiübung zur Selbstredression einer linksseitigen Lendenskoliose.

10. Besonders für Skoliosen mit mehrfachen Krümmungen. Beispiel: Rechtsseitige Dorsalkrümmung, links leichte Gegenkrümmung im Lendenteile. Grundstellung: Füße geschlossen, rechte Hand auf Rippenbuckel, linke Hand hüftfest. Auf „eins“: Verlängerung der Wirbelsäule durch möglichst kräftiges Hochrecken des Körpers und gleichzeitige Selbstredression. „Zwei“: Grundstellung.

11. Grundstellung: Ein Fuß leicht vorgestellt, der andere belastet. Ein Arm seitenfest, der andere hüftfest, je nach der Lage der Krümmungen. „Eins“: Beugen des vorgestellten Knies, Rumpfneigen vorwärts in den Hüftgelenken ohne Veränderung der Lendenlordose. Selbstredression. Eventuell kann ein Arm in

Fechterstellung gestoßen werden. (Am besten versucht man die Wirkung am Objekt und paßt sich dem Resultat an.)

Die Übungen im Stehen müssen präzis ausgeführt werden. Jeder Massen- oder Schnellbetrieb ist von Schaden. Da es für die Patienten sozusagen unmöglich ist, die Bewegungen ohne Kontrolle korrekt zu machen, und sich Fehler um so leichter einschleichen, als sie dem Anpassungsverlangen des deformierten Baues entgegenkommen, dürfen wir sie nie sich selbst überlassen.

Im *Sitzen* lassen sich Widerstandsübungen durchführen, z. B. zur Kräftigung der Schulterblatt-, Arm- und Rückenmuskulatur: konvexseitiger Arm vorwärtsheben und gegen Widerstand nach rückwärts führen. Oder konvexseitiger Arm hochheben und gegen Widerstand an den Rumpf heranführen. Sie dürfen den schiefen Sitz verwerten.

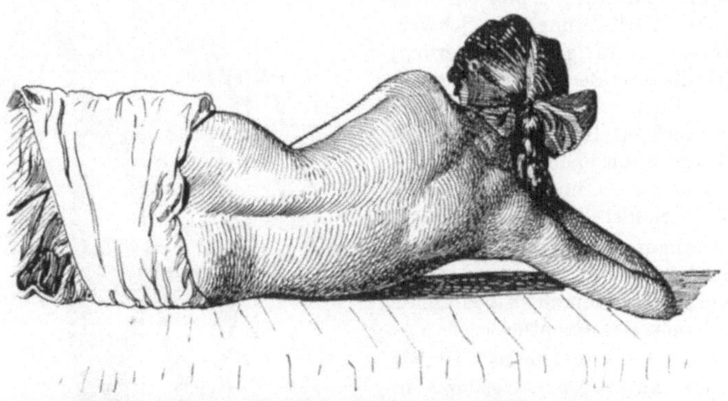

Abb. 39. Ruhelage zur Korrektur einer linksseitigen Skoliose. (Zwischen einzelnen Übungen anzuwenden.)

Im *Liegen* lassen sich die allgemeinen Bewegungsübungen wiederholen mit dem Versuch der Selbstredression. Wir notieren uns also:

12. Bauchlage, Beine fixiert, Hochheben des Rumpfes. Arme entsprechend den Beispielen 1—10 der vorigen Gruppe, je nach Art des Falles.

13. Seitenlage links (bei rechstseitiger Total- und Lumbalskoliose). Seitwärtsheben des Rumpfes, Arme hoch oder links hoch und rechts seitenfest eingestemmt.

Ganz ausgezeichnet wirken einige Übungen in Knieellenbogenlage, während wir die kritiklose Anwendung der zu Unrecht daraus abgeleiteten Kriechmethode unbedingt ablehnen. In den Grenzen ihrer Wirksamkeit hat sie ihre besonderen Vorzüge, die besonders in der leichteren Korrigierbarkeit der Wirbelsäule in Vierfüßerstellung zu erkennen sind. Auch lassen sich gewisse Lockerungen des Rückgrates recht gut damit erzielen. Das Kind kriecht dabei auf allen Vieren langsam und unter möglichst weitem Ausgreifen der Extremitäten auf einer Geraden oder im Kreise. Dabei haben wir genau auf die Bewegungen des Rückgrates zu achten, die Bewegungen als Paßgang oder als gewöhnlichen Vierfüßergang wirken zu lassen und das ganze als Turnübung, nicht als Spiel zu betrachten. Im allgemeinen machen wir uns die Auffassung zu eigen, die Vorzüge der Kriechstellung *an Ort* auszunützen und beschreiben daher ein paar ausgezeichnete Übungen, die auf ihr aufgebaut sind. Wir legen der Beschreibung eine linke lumbale und rechte dorsale Skoliose zugrunde.

14. Ausgangsstellung: Der Kranke kniet auf der Massagebank, Oberschenkel und Arme senkrecht aufgestützt. Übung: Linker Arm wird nach vorn, leicht aufwärts gestoßen, das rechte Bein nach hinten leicht aufwärts gestreckt. Je mehr das Bein nach links, der Arm über den Kopf weg nach rechts geführt werden, desto besser werden die Verbiegungen ausgeglichen.

15. Ausgangsstellung wie bei 14, allenfalls Ellbogen aufgestützt. Übung: Linker Arm wird nach vorn und rechts geschwungen, während die Gymnastin das Becken festhält mit der linken Hand und mit der rechten gegen den Rippenbuckel preßt. Diese Übung krümmt besonders die Brustverbiegung um.

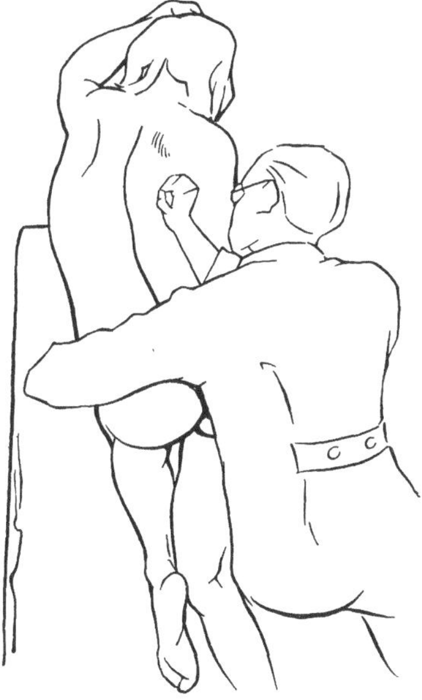

Abb. 40. Übung 15 zur Redression der Dorsalverbiegung.

16. Ausgangsstellung wie bei 14. Der Kranke versucht mit aufgestütztem linkem Arm seinen Körper nach links zu schieben, der rechte Arm gestreckt und auswärts gedreht nach rückwärts. Um die Korrektur zu sichern, drückt die Helferin die linke Gesäßpartie des Kindes kopfwärts und zieht mit der anderen Hand am rechten Oberschenkel fußwärts. Besonders zum Ausgleich der Lumbalkrümmung.

17. Wie Übung 14, nur daß auch der rechte Arm vom Tisch gehoben, aber nach rückwärts geführt wird. Der Oberkörper schwebt also frei über der Tischplatte. (Für kräftige Patienten.)

18. Ausgangsstellung Knie-Ellbogenlage. Übung: Rechter Arm und rechtes Bein strecken und langsam in horizontaler Ebene seitwärts führen; Arm soweit zurück, bis die Hand das Bein berührt. Korrektur der dorsalen Biegung rechts. Gegengleich zur Korrektur der Lendenkrümmung links.

Die meisten dieser Übungen lassen sich auch als Widerstandsübungen einlernen, wobei Hände und Knie der Gehilfin als Druck- oder Schubkräfte benützt werden.

Wir kennen vom Freiturnen her noch eine Reihe von schwunghaft durchgeführten Übungen, die Arme und ein Schwungbein in lebhafte Tätigkeit setzen. Sie werden, meine Damen, selbst zu interessanten Kombinationen kommen, die für ältere Kinder abwechslungsreich und nützlich sein können.

Anschließend an die Freiübungen möchte ich einige Bemerkungen folgen lassen über das Sitzen der Skoliotiker.

Wie wir im Stehen durch Beckensenkung nach einer Seite imstande sind, die Wirbelsäule in ihrem Verlaufe bestimmten Krümmungen zu unterwerfen, so gelingt uns das auch im Sitzen. Durch Schrägstellungen der Sitzfläche können wir den konvexseitigen Sitzknorren und mit ihm die entsprechende Beckenhälfte heben. Man konstruierte den sogenannten *schiefen Sitz,* der bei richtiger Anwendung zu den wirksamen Mitteln der Behandlung gehört. (Siehe Abb. 36 u. 37.) Tiefsitzende Verbiegungen lassen sich am ehesten beeinflussen. Das Kind muß angehalten werden, korrekt und gerade zu sitzen, da es durch Verdrehung mit viel Geschick dem Zwang der lästigen Umkrümmung auszuweichen versucht. Die Wirkung auf die Wirbelsäule ist in jedem Fall zu überprüfen und danach die Höhe des Sitzkeiles zu bestimmen.

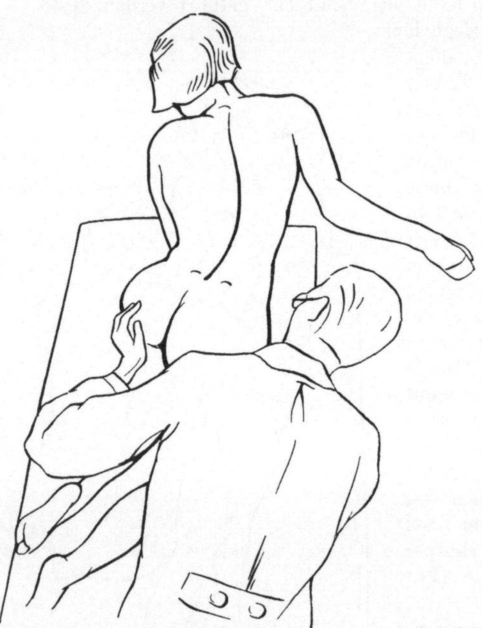

Abb. 41. Übung 16 zur Redression der Lumbalverbiegung.

Wir können eine Reihe von Freiübungen mit dem schiefen Sitz kombinieren; er läßt sich auch aus der Sitzhocke durch Unterschieben eines Fußes unter eine Gesäßhälfte erzielen. Unvermerkt gleiten wir damit ins Kapitel der *Geräteübungen bei asymmetrischen Deformitäten.* Hier erinnern wir uns zuerst der schon bekannten Extensionen am Kopfe, die wir in weitgehendem Maße verwenden. Neu hinzu treten:

1. Seitwärtshängen an den Ringen. Die ungefähr in Kopfhöhe festgestellten Ringe werden gefaßt. Während sich der Patient an den Armen aufhängt, gleiten die Füße nach seitwärts, so daß der Körper einen seitlichen Bogen beschreibt. Vorzügliche Übung für alle Skoliosen, die einseitig ausgeprägt und nicht mit zu hohem Schulterstand kombiniert sind. Zur besseren Korrektur des Krümmungsscheitels kann die entsprechende Hand eingestemmt werden. Z. B. rechtsseitige Totalskoliose: Seitwärtshang am linken Arm, Redression durch eingestemmte rechte Hand.

2. Extension am Kopf mit Gewichtziehen durch den erhobenen, konkavseitigen Arm am Griff eines Flaschenzuges.

3. Seitenbeugen am Wolm. Patient stellt sich mit der konvexen Seite an den Wolm, der in Lendenhöhe steht, und beugt sich über seine Wölbung. Die entsprechend herabhängende Hand kann durch Hantel beschwert werden. Ca. 5 Minuten Dauer.

4. Seitwärtshängen im Redardschen Apparat. Das Gerät, welches in einer Kombination von Wolm, schiefer Ebene und verschiedenen Leitern besteht, zeigt

Abb. 44. Der Patient wird so gelagert, daß sein Rippenbuckel auf den gepolsterten Querbalken zu ruhen kommt.

5. Korrektur im Hoffaschen Rahmen. Die Pelotte wird auf den Rippenbuckel eingestellt, eventuell auf die Torsion im Lendenteil.

6. Besonders wirksam sind Übungen an der Sprossenwand, die Sie in reicher Auswahl zusammenzustellen jetzt imstande sein sollten. Ebenso Turnübungen an der Schrägleiter. Beide kommen bei kräftig muskulierten Kindern mit bestem Nutzen zur Anwendung.

7. Eine ganze Reihe von Übungen in komplizierteren Apparaten kann ich nicht genauer anführen. Sie werden Maschinen antreffen, welche die Pendelwirkung ausnutzen, indem sie den Rumpf um das fixierte Becken oder Becken und Beine um den fixierten Rumpf pendeln lassen (Schulthess, Beely, Becker). Sodann sind Detorsionsgestelle (Schulthess, Zander) im Gebrauch. Die teuren Apparate stehen nur größeren Instituten zur Verfügung. Ihre Anwendung erlernt sich am Objekt selbst leicht.

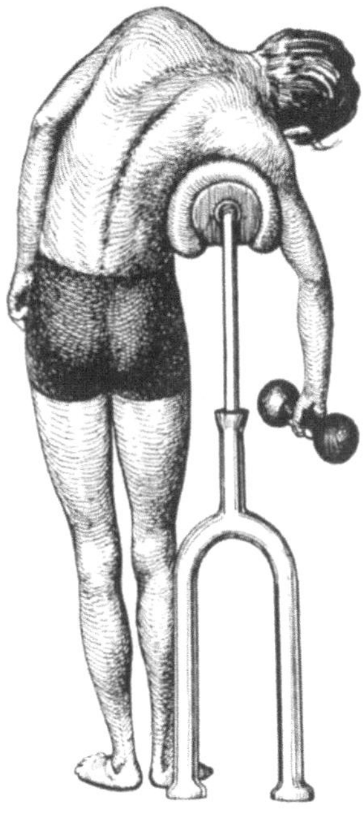

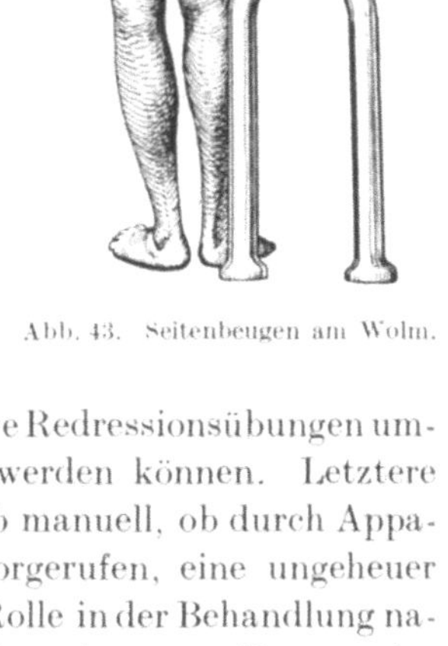

Abb. 43. Seitenbeugen am Wolm.

Neben diesen Übungen kommen alle andern in Betracht, die auf S. 55ff. beschrieben wurden und von denen manche, z. B. die Extensionen auf der schiefen Ebene durch geeignete Vorrichtungen wie Pelottendruck usw. in passive Redressionsübungen umgestaltet werden können. Letztere spielen, ob manuell, ob durch Apparate hervorgerufen, eine ungeheuer wichtige Rolle in der Behandlung namentlich der schwereren Formen einfacher oder kombinierter Skoliosen.

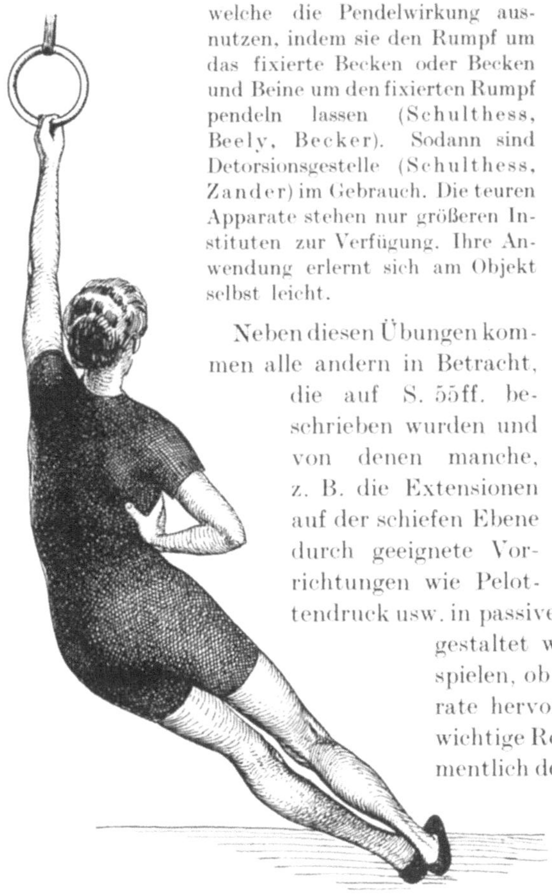

Abb. 42. Seitwärtshängen am Ring.

1. Bauchlage. Redression des Rippenbuckels durch direkten Druck der Hände; rhythmisch.

2. Bauchlage. Redression der Skoliose durch seitlichen Druck der Hände. Die eine liegt am Thorax, die andere auf der anderseitigen Hüfte. Auf diese Weise sucht der Gymnast die S-Form auszugleichen.

3. Seitenlage. Umkrümmung über einen gepolsterten Balken oder untergeschobenen Keil.

4. Bauchlage. Patient hebt Arme nach hinten und richtet den Oberkörper auf. Der Gymnast ergreift seine Hände und erzwingt die Verstärkung der Lordose durch Zug nach hinten. Um eine korrigierende Brustkorbdrehung zu erzielen, versucht er die Schulter weiter nach rückwärts zu ziehen, welche der konkaven Seite der Hauptkrümmung entspricht.

Auch im Sitzen und Stehen können Sie unzählige Arten von manuellen Redressionen versuchen. Das Experiment klärt Sie sofort über ihren Wert auf. An dieses haben Sie sich in allen Fällen zu richten.

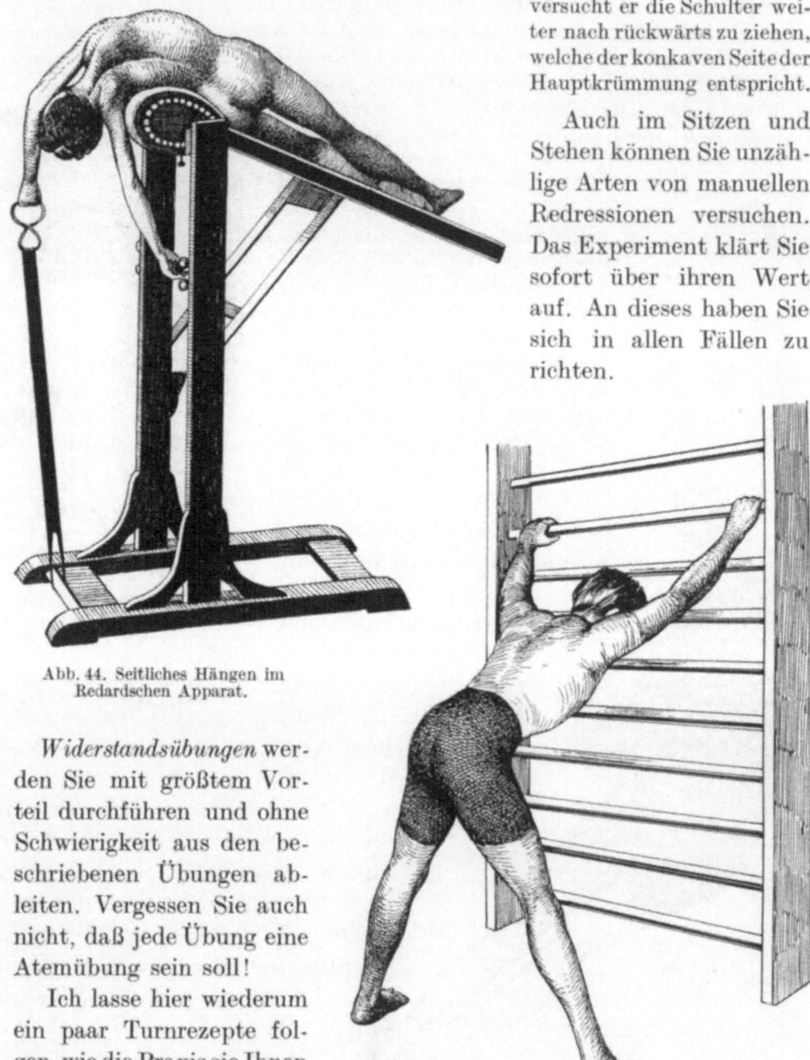

Abb. 44. Seitliches Hängen im Redardschen Apparat.

Abb. 45. Rückenstreckung an der Sprossenwand.

Widerstandsübungen werden Sie mit größtem Vorteil durchführen und ohne Schwierigkeit aus den beschriebenen Übungen ableiten. Vergessen Sie auch nicht, daß jede Übung eine Atemübung sein soll!

Ich lasse hier wiederum ein paar Turnrezepte folgen, wie die Praxis sie Ihnen in die Hände spielen wird.

Rezept für Totalskoliosen. Symmetrische Freiübungen. — Asymmetrische Freiübungen mit Beckenneigung nach der Seite der Konkavität, gleichseitigem Armschwingen oder -stoßen nach oben. Konvexseitige Hand rippenfest. — Übungen in Bauchlage mit aktiver Umkrümmung. — Seitenbeugen nach konvex; Hände hüftenfest. — Rumpfheben aus Seitenlage im Sinne einer Umkrümmung. — Schulterschieben (-heben gegen Widerstand) auf der konkaven

Seite. — Kopfextension im Stehen und auf der schiefen Ebene. — Redardscher Apparat. — Konvexseitiges Überhängen am Wolm. — Passive Redressionsmanöver. — Verschiedene der genannten Übungen gegen Widerstand. — Kriechübung an Ort.

Rezept für Skoliosen im Halsteil. Symmetrische Freiübungen. (Asymmetrische Beckenneigung hat keinen Einfluß auf die hochsitzende Ausbiegung.) — Übungen in Bauchlage; Nackenheben. — Extension am Kopf im Stehen und auf der schiefen Ebene; eventuell mit ungleich langgestellter Kopfschlinge. — Kopfrollen. — Kopf nach der konvexen Seite aktiv, passiv oder gegen Widerstand beugen. Unterstützung der entsprechenden Achsel durch Wolm.

Rezept für Skoliosen im Brustteil. Symmetrische Freiübungen. — Asymmetrische Freiübungen wie bei der Totalskoliose. — Schulterheben und -schieben. — Rumpfseitenbeugen über den Wolm. — Rumpfdrehen, konvexe Seite vor, konkave zurück, im Reitsitz, aktiv und passiv. — Extension am Kopf im Stehen. Schiefe Ebene. — Seitenhang am Reck oder den Ringen. — Hoffascher Rahmen. — Zanderscher oder Redardscher Apparat. — Passive Umkrümmungen von Hand aus der Bauchlage. — Kriechübungen an Ort.

Rezept für Skoliosen im Lendenteil. Symmetrische Übungen wie oben. — Asymmetrische Übungen wie oben. — Beinhebne im Streckhang nach der Konvexseite. — Konvexseitiges Hüftheben. — Konvexseitiges Durchhängen an einem oder zwei Ringen. — Hangeln seitwärts an den Ringen, konvexseitigen Ring höher stellen! — Passive Redressionen in Bauchlage und am Wolm. — Zanderapparat, Redard. — Kriechübungen an Ort oder in Bewegung.

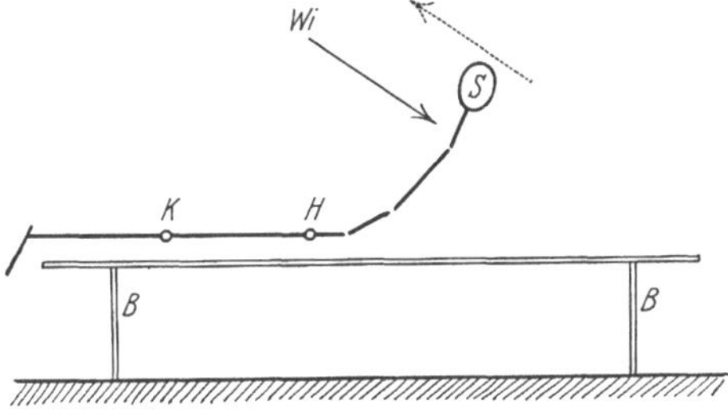

Abb. 46. Aufrichten gegen Widerstand. BB = Bank, K = Knie, H = Hüfte, Wi = Widerstandsrichtung, S = Schädel. Punktierter Pfeil = Richtung der Aufrichtung.

Rezept für S-förmige Skoliosen. Symmetrische Übungen wie oben. — Asymmetrische Freiübungen. (Nach genauer Kontrolle auswählen!) — Kopfextension im Stehen, auf schiefer Ebene. — Hoffascher Rahmen. — Kriechübung nach Auswahl, an Ort und in Bewegung.

Daneben können noch von den genannten Übungen diejenigen in Anwendung kommen, die eine Komponente der mehrfachen Krümmung nach der anderen korrigieren.

Die verschiedenen Übungen eines solchen „Rezeptes" lassen sich natürlich nicht an ein und demselben Kinde durchpauken. 4—6 Nummern, welche gut passen, werden ausgewählt. Durch die Anführung einer größeren Anzahl soll die Turnlehrerin instand gesetzt werden, nach eigenem Gutdünken und persönlicher Erfahrung Auswahlen zu treffen.

Die Durchführung wird Ihnen bei einiger Aufmerksamkeit keine Schwierigkeiten machen. Fast nie passen zwar die Verkrümmungen in unser Übungssystem. Die Praxis scheint unserer Ordnungsliebe zu spotten. Da wir unser Handeln ihren Forderungen anzupassen haben, um erfolgreiche Therapie zu treiben, müssen wir wohl oder übel ihrem Trotze nachgeben, weglassen, was sie durch das Experiment verwirft, hinzuziehen, was wir als unrichtig zu erkennen glaubten. Sie versöhnt uns wieder, indem sie uns die Möglichkeit einer Probe einräumt, was im Kreise ärztlichen Wirkens selten genug der Fall ist. Durch unschädliche Versuche können wir uns die errechnete Wirkung einer Stellung, einer Bewegung vor Augen führen. Eine Auswahl des Besten vom Guten zu treffen, mit wenig, aber den sichersten Mitteln Erfolg zu erzwingen, das soll unser Ziel sein.

Brustkorbdeformitäten.

Die bucklige und zerbeulte Papiertüte bekommt pralle Formen, wenn der Knabe sie aufbläst. Der nach allen Seiten gleichmäßige Druck hineingepusteter Luft drängt die eingefallenen Wände auseinander, daß sie sich nach außen wölben. Das Prinzip dieses Vorgangs machen wir uns zunutze bei der Korrektur abnormer Brustkorbbildungen. Durch tiefe Inspiration lassen wir den Thorax bis zur Grenze seines Fassungsvermögens sich füllen mit Atemluft, deren Druck die verbogenen Rippen zum Rund zu erweitern strebt. Durch Muskelzug, dem wir intensive Wirkung aus bestimmten Stellungen heraus sichern, wird der Vorgang von außen unterstützt. Übungen, welche die Dehnung des Brustkorbes unterstützen, wurden ersonnen, und es hat sich auf diese Art eine spezielle *Atemgymnastik* entwickelt, die auch auf andere Organerkrankungen günstigen Einfluß ausübt und darum von weitgehendem Werte ist. Daß ihre Wirkung sich nicht nur lokal äußert, sondern auf den Allgemeinzustand erstreckt, wird selbstverständlich, wenn wir uns des Einflusses der Atmung auf den Gasaustausch und den Blutkreislauf erinnern.

Alle Freiübungen stellen Atemübungen dar, da die von ihnen erforderte Energie einen beschleunigten Sauerstoffwechsel hervorruft. Die aufmerksame Turnlehrerin achtet daher auf die In- und Exspirationen ihrer Schüler während der Stunden. Sie sollen langsam und ausgiebig erfolgen. Die Einatmung benötigt gewöhnlich mehr Zeit als die Ausatmung. Von Anfang an müssen sich die Kinder daran gewöhnen, bei geschlossenem Munde die Luft durch die Filtergänge der Nase einstreichen zu lassen. Dies Verlangen ist um so berechtigter, je seltener die Forderung nach Freiluftgymnastik erfüllt werden kann.

Da aktives Geräteturnen meist noch stärkere Anstrengungen vom Körper erzwingt, ist die Inanspruchnahme der Atmung intensiver. Häufig wird sie unregelmäßig, stockend, macht Pressungen Platz, welche momentane Kraftleistungen zwar steigern können, trotzdem auf die Dauer von schädlichem Einfluß sind. Eine ruhige und gleichmäßige Respiration soll die Bewegungen begleiten. Dadurch erhalten sie erst jenen Anflug von Leichtigkeit und Eleganz, der an den Leistungen gewandter Turner angenehm auffällt.

Kurz erwähnte ich, daß eine Reihe von Lungen- und Herzerkrankungen sich für Atemgymnastik eignet. Es handelt sich um chronische Formen von Luftröhrenkatarrhen, um Lungenerweiterung, Herzklappenfehler und andere Störungen. Uns interessieren die Deformitäten des Brustkorbes.

Schon der flache, steile, so ominös benannte phthisische Thorax bedarf der Erweiterung durch Lungenübungen. Durch Turnen läßt sich der ihm stets zugesellte schwächliche Körperbau kräftigen. Da die meisten Skoliosen mit Mißbildungen der Rippenbogen einhergehen, ziehen wir die Atmungsgymnastik zu ihrer Behandlung bei. Ihr spezielles orthopädisches Gebiet stellen Hühner- und Trichterbrust dar, die sich wie die Verbiegungen im Rückgrat auch passiv angreifen lassen.

Atemübungen. 1. Im Stehen (Liegen oder Sitzen), bei geschlossenem Munde langsames Einatmen (5 Zeiten), ruhiges Ausatmen (3 Zeiten), Ruhen (2 Zeiten). Die Lungen sind maximal zu füllen und ganz zu entleeren.

2. Zwerchfellübung. Rückenlage, Arme hinter dem Kopf verschränkt. Tieferes Ein- und Ausatmen.

3. Widerstandsübungen der Atemmuskeln. Nasenflügel mit zwei Fingern leicht anpressen, bei geschlossenem Munde einatmen, pressendes Ausatmen durch die schmal geöffneten Lippen.

4. Einatmen, Arme seitwärts führen; Ausatmen, Arme vor der Brust kreuzen.

5. Einatmen, Arme seitwärts schräg hoch; Ausatmen, Arme senken.

6. Einatmen, Arme vorwärts hoch; Ausatmen, Rumpfbeugen tief vorwärts. Eventuell mit Stäben.

7. Einatmen, Arme seitwärts rückwärts führen, Zehenstand; Ausatmen, Arme zur Hüfte senken und tiefe Kniebeuge oder Rumpfbeugen.

8. Einatmen, Schultern heben; Ausatmen, Schultern senken.

9. Rumpfrollen während tiefer Atemzüge; Einwirkung auf die verschiedenen Lungenflügel abwechselnd.

10. Einatmen, Hände hüftenfest; Atem anhalten und Bauchpresse betätigen, so daß der Druck im Brustraum steigt, sich die Wandungen stärker nach außen vorwölben; ausatmen. Die in drei Zeiten verlaufende Bewegung ist vor allem bei Eindellungen der Rippen oder des Brustbeins von Nutzen: Trichterbrust, seitliche Einbuchtungen nach schwerer englischer Krankheit.

Für die eigentlichen Brustkorbmißbildungen kämen daneben noch Apparatübungen in Betracht, sowie Redressionen manueller oder maschineller Art. Ich schlage Ihnen folgende vor:

1. Gebogene Ebene, Extension am Kopf. Gewichtziehen von den Seiten gegen den Körper. Jedesmal, wenn die Arme seitwärts ausgestreckt sind, erfolgt Einatmung; nähern sich die Griffe der Flaschenzüge dem Brustkorb, so stößt er seine Luft aus. Die Übung weitet den Rippenring enorm und sollte überall Anwendung finden, wo seine Umrißlinie verbogen ist.

2. Schiefe Ebene, Kopfextension, Kissen unter den Brustteil des Rückgrats, wodurch das Brustbein vorgewölbt wird.

3. Einatmen, seitliches Zusammenpressen des Thorax durch den Gymnasten; ausatmen, loslassen. Bei Trichterbildungen anzuwenden.

4. Einatmen, Zusammenpressen des Thorax von vorn nach hinten durch den Gymnasten; ausatmen, loslassen. Bei Hühnerbrust anzuwenden.

Bevor wir die Behandlung der Mißbildungen am Rumpf verlassen, möchte ich kurz auf einige *allgemeine Punkte* zurückkommen, deren Begreifen vor der Kenntnis der Übungsmöglichkeiten erschwert war. Sie werden, meine Damen, einsehen müssen, daß unsere gymnastische Therapie mehr zu versprechen schien, als sie gehalten hat. Gar leicht stellte man sich die verschiedenen Umkrümmungen vor, gar einfach die Kräftigung bedürftiger Muskelgruppen. Im Turnsaal lernten wir, daß unsere Modellierungsversuche am lebendigen Stoff, nicht aber am knetbaren Ton vorzunehmen waren. Die Beweglichkeit der Wirbelsäule läßt sie dem Druck unserer Hände ausweichen. Wo wir einem Muskel durch Steigern seiner Tätigkeit frisches Baumaterial zuführten, mußten wir mit Enttäuschung erkennen, daß ein Teil davon unterwegs auf dem Gebiet des Antagonisten abgeladen worden. Sobald wir auf zwei Seitenkrümmungen einwirken wollten, ergaben sich unklare Verhältnisse; wurde links eine Besserung erzielt, so höhnte uns rechts eine Verschlimmerung. Die Einwirkung auf die Torsion der Wirbel blieb ein guter Wunsch.

Unsere Arbeit ist trotzdem nicht umsonst. Zur Gymnastik muß indes die Massage kommen; zur Massage die Redression, zur Redression die ärztliche Behandlung, zu all diesen Mitteln eine unbeugsame Geduld. Je leichter die Fälle sind, desto eher können wir des einen oder anderen Werkzeugs entraten. Schalten wir die Geduld aus, dann ist unsere Mühe vertan!

8. Vorlesung.

Anwendungsweise der Heilgymnastik bei verschiedenen Krankheiten: Deformitäten der unteren Gliedmaßen, Verletzungen und Kontrakturen.

Typische Deformitäten von Hüft- und Kniegelenk.

Während die eigentliche Einrenkung und Fixierung einer *angeborenen Hüftgelenksluxation* Sache des spezialistisch geschulten Arztes ist, liegt die wichtige Nachbehandlung zum Teil in Ihren Händen. Die Art der Wartung und Pflege während der Verbandzeit sehen Sie aus den beiden Abb. 47 und 48. Wir müssen auf freie Beweglichkeit der Beine achten, die anfangs passiv, später aktiv Streckübungen im Kniegelenk durchführen sollen. Durch Massage, aktive Gymnastik und leichte Widerstandsübungen sollen später die Muskeln gekräftigt werden, die, vom Becken zum großen Rollhügel springend, den Kopf gegen den Grund der Pfanne anpressen. Da diese Bündel, zu denen die Gesäßmuskulatur sowie der Spanner der Oberschenkelbinde gehören, durch die Krankheit zum großen Teil außer Funktion gesetzt waren, haben sie gelitten, sind schwach und durch Untätigkeit energielos geworden.

Während die Massage sofort nach Beendigung der Gipsbehandlung einsetzt, muß man mit den Übungen warten, bis der kleine Patient etwas gehen kann. In rechtwinkliger Beugung und Abduktion ward die Hüfte im Verband eingeschlossen. In dieser Stellung müssen die ersten Gehversuche an unterstützender Schwesternhand gemacht werden. Während Tagen werden die Füße in dieser phantastischen Haltung gehoben und gesetzt. Dabei sinkt das Becken zwischen den gespreizten, waagerecht abstehenden Oberschenkeln durch; erst nach und nach lernt das Kind, sein Körpergewicht durch Anspannung der Gesäßmuskulatur zu tragen. An einer Tischkante oder im Laufstuhl sich festhaltend, kann es in diesem Stadium allein stehen. Jetzt dürfen wir mit unseren Übungen beginnen.

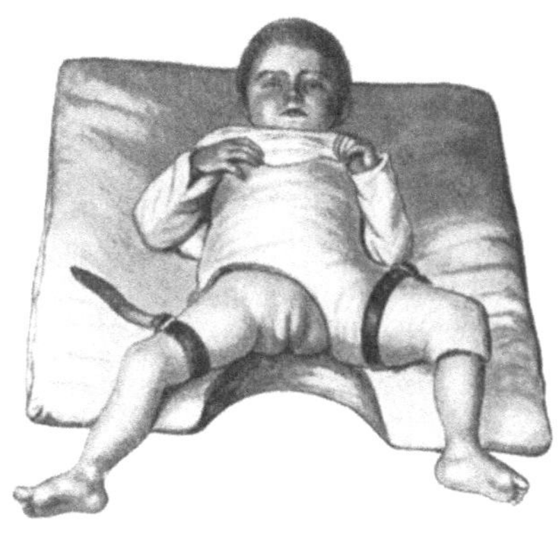

Abb. 47. Keilkissen zur Lagerung einer eingegipsten einseitigen Hüftluxation. In den Ausschnitt wird ein Stechbecken geschoben.

Die Kinder liegen im Bett in einer Stellung, welche der im Gipsverband genau entspricht. Sitzen mit geschlossenen Knien ist verboten, ebenso für lange Zeit das Treppensteigen. Darauf haben Sie beim Transport der Kranken streng Rücksicht zu nehmen. Tragen Sie sie, indem Sie die seitwärts ragenden Oberschenkel unterstützen; legen Sie sich die Kinder auf diese Weise zur Massage zurecht;

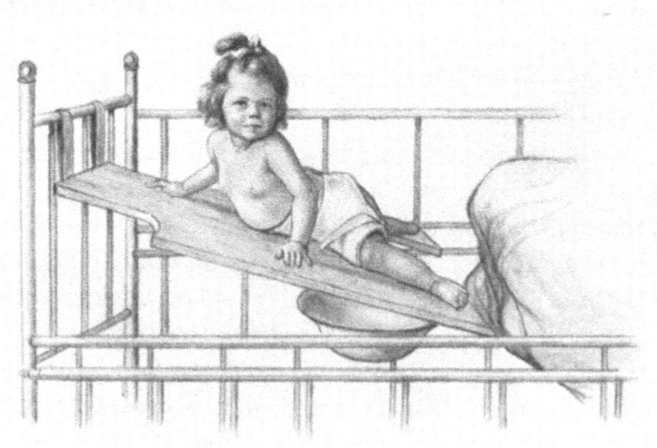

Abb. 48. Doppelseitige Hüftluxation auf dem Spielbrett.

vermeiden Sie auf jeden Fall eine gewaltsame Adduktion in den Hüften. Während sich bei starker Abduktion der Gelenkkopf tief in die noch wenig ausgebildete Pfanne preßt, hat er bei Heranführen des Beines die Tendenz, das vorderhand noch schwach entwickelte obere Pfannendach zu verlassen und nach außen abzurutschen. Er wird geradezu aus seinem Lager gehebelt. Da wir heute wissen, wie leicht ein Behandlungserfolg durch erneute Ausrenkung verhindert wird, liegt uns alles daran, die erhaltenden Kräfte zu stärken. Durch vorsichtigen Gebrauch wird die Verbindung von Kopf und Pfanne gesichert, durch Training der Gesäßmuskulatur die Anpressung des Kopfes gegen die Pfanne befördert. Aus der Wirkungsweise der Glutäen ergeben sich etwa folgende Übungen:

1. Im Stehen Bein seitwärts heben lassen. Fuß in Mittelstellung in bezug auf Drehung. Oft gelingt es den Kindern, die Horizontale weit zu überschreiten. Die Übung soll auch seitwärts rückwärts ausgeführt werden.

Die folgenden Übungen sind erst angezeigt, wenn die Kinder mit geraden Beinen stehen können.

2. Im Stehen Beinheben vorwärts mit gebeugtem Knie.
3. In Seitenlage Bein seitwärts heben. Wird die Übung exakt ausgeführt, so ist sie zur Stärkung der verschiedenen Gesäßmuskeln vorzüglich. Besonders bei einseitigen Luxationen.
4. In Bauchlage. Die Schultern werden vom Gymnasten fixiert. Der Kranke hebt die Beine gespreizt nach hinten, überstreckt das Hüftgelenk dabei und abduziert zugleich. Für größere Kinder.
5. Diese Übungen mit leichtem Widerstand kombinieren.
6. Als vorzügliche Übung ist das Schwimmen zu erwähnen.

Ganz ähnliche Bewegungen lassen wir bei der Knickung im Schenkelhals, der sogenannten *Coxa vara-Bildung* vornehmen. Es kommt uns besonders auf Kräftigung der Gesäßmuskeln und der Hüftbeuger und -strecker an. Wir kombinieren sie aber mit passiven Redressionsversuchen, die in kräftiger Spreizung beider Beine aus leichter Innenrotation heraus bestehen. Dadurch versuchen wir den zu klein gewordenen Winkel zwischen Hals und Schaft zu dehnen. Die Bewegungen sind mit steigender Kraft auszuführen.

Zur Korrektur *von X- und O-förmigen Verkrümmungen.* Im Bereich der Kniee und Unterschenkel kommen passive Redressionsmannöver in Anwendung, die bei durchgestrecktem Gelenk in seitlicher Richtung auszuführen sind. Der Patient sitzt zu diesem Zwecke vor dem Gymnasten, der mit einer Hand den Oberschenkel, mit der andern den Unterschenkel über den Knöcheln faßt und kräftige, umformende Bewegungen ausführt. Eine vorzügliche Übung bei X-Beinen kann aus der Rückenlage gemacht werden. Zu diesem Zwecke werden die Knie und Hüften maximal gebeugt und an den Leib gezogen. Die Füße werden durch einen Riemen oder ein Tuch zusammengekoppelt. Zwischen die Knie wird ein Kissen geklemmt. Aus dieser Stellung erfolgt abwechselnd Strecken und Beugen der beiden Gliedmaßen, wobei das Kissen nicht verloren werden darf.

Gehen auf dachfirstartigem Gerüst, Stehen mit gekreuzten, gut gestreckten Beinen und gegeneinandergestemmten Knien leisten ebenfalls ihre Dienste.

Typische Fußdeformitäten.

Für *Knick- und Plattfüße* werden Übungen empfohlen, deren Grundstellung eine Umkehrung der militärischen Fußstellung verlangt, die Fersen gespreizt, die Großzehen aneinandergelegt.

1. Im Stehen. Füße auf den äußeren Rand umkippen; Sohle wieder aufsetzen usw. Wir achten darauf, daß die Sehne des vorderen Schienbeinmuskels straff angespannt erscheint.

2. Fersen heben und senken, Zehenstand mit möglichster Belastung des äußeren Fußrandes.

3. Fersen heben — Fußspitzen heben, abwechselnd, dabei ebenfalls diese Wippbewegung möglichst auf dem äußeren Fußrand durchführen.

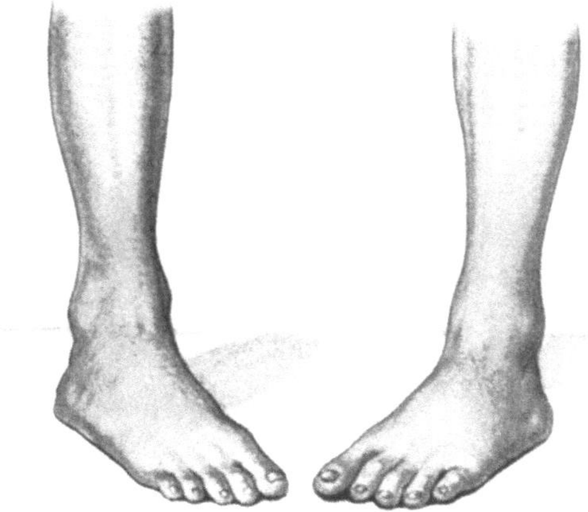

Abb. 49. Grundstellung der Plattfußübungen.

4. Fersen heben, Kniebeuge bei geschlossenen Knieen, Kniee strecken und Fersen wieder senken. Zur Wahrung des Gleichgewichts kann man die Patienten sich am Tisch stützen lassen.

5. Im Sitzen. Füße mit der Ferse aufstehen lassen; Spitzen heben und senken.

6. Im Sitzen. Fersen stärker gespreizt aufstellen; dann Fußspitzen einwärtsdrehen mit Kraft und wieder zurück.

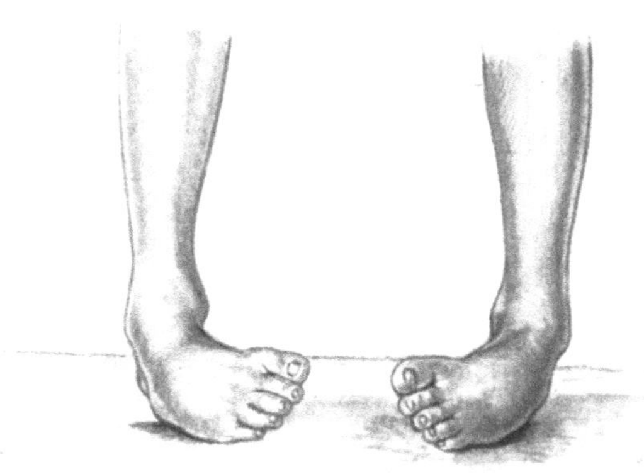

Abb. 50. Plattfußübung 1.

7. Im Gehen. Auf dem äußeren Fußrand gehen, eventuell im Stiefel. Die Fußspitzen werden nach und nach immer stärker einwärts gedreht und gehoben, so daß Patient auf den Außenseiten der Hacken geht.

8. Auf einem Tuch stehend versuchen mit den Zehen das Tuch zusammzuraffen und nach und nach unter die Fußwölbung zu schieben.

Der *Hallus valgus,* die gefürchtete Ballenbildung und Schiefstellung der großen Zehe, läßt sich in seinen Anfangsstadien durch passive Abspreizung der Zehe korrigieren. Viel wirksamer ist die aktive Abspreizung, die dem älteren Kinde und dem Erwachsenen meist verloren gegangen ist, durch geduldige Übung aber sehr häufig wieder erworben werden kann und dann die weitere Deformierung sicher verhütet.

Verschiedene Widerstandsübungen lassen sich aus den genannten Bewegungen ableiten. Zum Schlusse erwähne ich noch die passiven Redressionen, die im Bestreben, die Wölbung wieder herzustellen, den Fuß supinieren. Daumendruck versucht das vorspringende Kahnbein zurechtzurücken.

An Fußpendelapparaten lassen wir Einwärtsdrehen, Heben des Innenrandes, Fußkreisen üben. Im Verein mit Einlagen, Massage der Schienbeinmuskeln und gut gebauten Schuhen hat die gymnastische Therapie der Plattfüße in günstigen Fällen vorzügliche Erfolge zu verzeichnen.

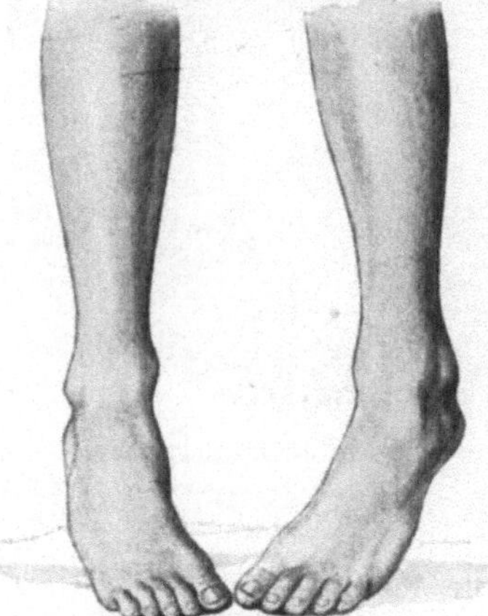

Abb. 51. Plattfußübung 2.

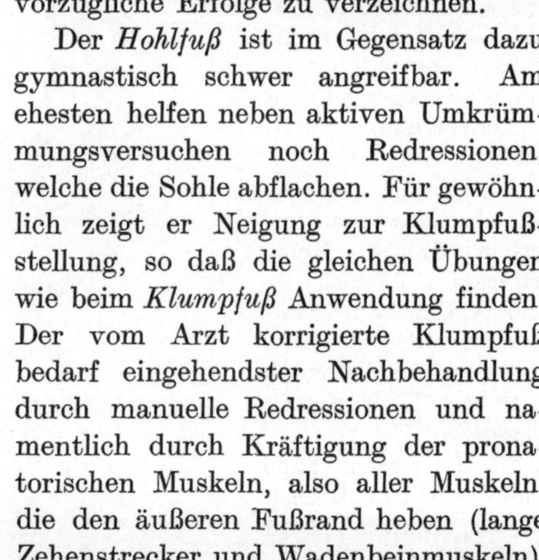

Der *Hohlfuß* ist im Gegensatz dazu gymnastisch schwer angreifbar. Am ehesten helfen neben aktiven Umkrümmungsversuchen noch Redressionen, welche die Sohle abflachen. Für gewöhnlich zeigt er Neigung zur Klumpfußstellung, so daß die gleichen Übungen wie beim *Klumpfuß* Anwendung finden. Der vom Arzt korrigierte Klumpfuß bedarf eingehendster Nachbehandlung durch manuelle Redressionen und namentlich durch Kräftigung der pronatorischen Muskeln, also aller Muskeln, die den äußeren Fußrand heben (lange Zehenstrecker und Wadenbeinmuskeln). Die überaus hartnäckige Neigung zu Rückfällen zwingt uns, die Nachbehandlung über viele Monate auszudehnen. Aktive und Widerstandsübungen wechseln mit Übungen im Stehen und Gehen ab, die alle eine Umlegung des Fußes nach innen bezwecken. Bei Säuglingsredressionen ist der Unterschenkel dicht über dem Sprunggelenk fest zu umfassen und vor Verletzungen zu sichern.

Spitzfuß und *Hackenfuß* sind nach ähnlichen Voraussetzungen zu behandeln. Beim einen wird die Fußstreckmuskulatur gestärkt, beim andern die Wade. Die Redressionsbewegungen ergeben sich ohne weiteres aus ihrer Funktion und dem Bau des oberen Sprunggelenks. Im selben Sinne hat die Apparatbehandlung zu arbeiten.

Kontrakturen in verschiedenen Gelenken.

Sie lassen sich durch manuelle oder maschinelle passive Bewegungen häufig bessern. Handelt es sich um Scharniergelenke, so versucht der Gymnast, ohne dem Patienten allzu große Schmerzen zu bereiten, die Hemmung in der Drehebene zu überwinden. Verkürzte Muskeln und

Bänder werden dabei gedehnt und geben schließlich nach. Heiße Umschläge oder Bäder erleichtern das Vorgehen. Verschiedene Apparate für Finger, Ellbogen und Knie wurden gebaut, in welche die betreffenden Glieder eingespannt werden. Zur Lösung von Kniekontrakturen lagert man den Patienten auf den Bauch. Hebel- oder Pendelvorrichtungen setzen die dosierbaren Bewegungen in Gang. Beim Kugelgelenk wird die in einer Ebene verlaufende Exkursion ersetzt durch Kreisen, Drehen, Ab- und Adduzieren. So verfährt man bei Schulter und Hüfte. Fortschritte lassen sich an der Wand markieren und verfolgen, wobei der Ehrgeiz des Patienten täglich erneuten Antrieb findet.

Wiederum wurden zahlreiche Apparate konstruiert, welche die Arbeit der Hand unterstützen, nicht ganz verdrängen können.

Die Verletzungen des Bewegungsapparates.

Bei Verletzungen im Bereiche der Knochen, Gelenke, Muskeln oder Sehnen handelt es sich nicht nur darum, die Zerreißung unter der Haut einer Heilung durch Vernarbung zuzuführen, sondern die gestörte Funktion in möglichst unveränderter Art wieder zu erneuern.

Immer wieder stoßen wir auf dasselbe Behandlungsprinzip: Ausübung der Funktion fördert das Leben der Organe. Durch Massage und aktive sowie passive Übungen kürzen wir den Heilverlauf von Quetschungen und Verstauchungen ab. Schon am fünften oder sechsten Tage nach dem Unfall darf man vorsichtig damit beginnen. Die Einleitungsmassage hat die zentralen Fleischmassen zu kneten und auszustreichen. Später folgen Friktionen im beschädigten Gebiete selbst. Diese Friktionen werden überall da von Nutzen sein, wo besonders empfindliche Stellen auf tiefer liegende Vernarbungen hindeuten. Man darf sie recht energisch und mit Unterbrüchen solange durchführen, bis die Schmerzen dauernd verschwunden sind. Blaue oder grün verfärbte Hautstellen deuten auf Blutungen unter der Haut, die durch Kneten und Streichen zu beeinflussen sind.

Bei Verrenkungen, das sind Verletzungen der Gelenke mit Trennung der Gelenkenden durch äußere Gewalt, wartet der Arzt nach seinem Einrenkungsmanöver ab, bis die Kapselrisse sich geschlossen. Erst dann schickt er Ihnen die Patienten zu Bewegungen und Massage. Dann haben Sie mit Geduld und Sorgfalt daran zu gehen, die stets eingeschränkte Beweglichkeit wieder zu lockern und die mangelhaften Muskelkräfte mit den Mitteln der gesamten Heilgymnastik zu fördern.

Muskelknetung und -streichung befördern die Zerteilung und Auflösung der Blutergüsse, die durch ihren Druck auf die Umgebung bei diesen Verletzungen häufige Ursache der erheblichen Schmerzen sind. Die Massage besitzt schmerzlindernde Wirkung.

Ähnlich leiten wir die Behandlung von Knochenbrüchen durch

Fixierung ein, um nach einer, zwei oder mehreren Wochen die ruhiggestellte Extremität zu bewegen, zu massieren und ihrer Tätigkeit wieder zurückzugeben. Da es sich dabei um frisch reparierte Schäden handelt, rate ich Ihnen ein behutsames Vorgehen an. Stets wird Ihnen der Arzt genaue Anweisungen zukommen lassen; nur durch ständige Kontrolle von seiner Seite werden Mißerfolge zu vermeiden sein.

Lähmungen und ihre Folgen.

Der Anwendungskreis chirurgischer Eingriffe wird auf dem Gebiete der Lähmungen immer weiter gezogen. Sehnen- und Nervenoperationen haben die unblutigen Verfahren in den Hintergrund gedrängt. Doch bleibt für die Vor- und Nachbehandlung sowie zur Allgemeinbehandlung leichter Fälle die Gymnastik unentbehrlich. Nur die geduldige und durch keine Rückschläge entmutigte Mithilfe der Massage und der Übungstherapie bringen dem Chirurgen die erwarteten Erfolge.

Besonders Krampflähmungen erfordern eine sorgfältige, allmählich kräftiger werdende Behandlung im Turnzimmer, die in unentwegtem Bewegen, Dehnen, Strecken und Beugen der befallenen Gelenke und Muskeln besteht. Alles brüske Hantieren ist dabei falsch, weil sich die Krämpfe sofort vermehrt bemerkbar machen. Klopfmassage, mit den Fingern federnd ausgeführt, wirkt krampflösend. Geduldig immer wiederholte Geh- und Greifübungen mit unermüdlicher Korrektur falscher Stellungen und Bewegungen verbessern viele Fehler im Muskelzusammenspiel. Aktive Betätigung schwächerer Antagonisten und Massage der vom Krampf weniger stark befallenen Gruppen sollen versuchen, ein Gleichgewicht in der Kräfteverteilung herzustellen, den Kontrakturen und fehlerhaften Stellungen entgegenzuwirken.

Die Wechselwirkung zwischen körperlicher und intellektueller Entwicklung gestattet es uns, mit der Belebung der einen zugleich die andere zu treffen.

Was die Behandlung schlaffer Lähmungen betrifft, so kommen, wo nicht vollständiger Schwund der Muskelfasern jede Aussicht auf Erfolg nimmt, Massage und aktive Übungen in Frage, die sich der Funktion der geschwächten Gebilde anzupassen haben und statt eine Vermehrung häufig eine Verminderung der normalerweise vorhandenen Widerstände bedingen müssen. Nicht immer reicht die Kraft aus zur Überwindung der Schwere. Dann lassen wir z. B. Übungen im Kniegelenk in Seitenlage durchführen, unterstützen den schwebenden Unterschenkel und nehmen ihm so die Schwere, wenn Beugung und Streckung in der Horizontalebene vor sich gehen (Abb. 52.) Daneben kommen die Apparate in Betracht.

Häufig werden Sie in die Lage versetzt, die Nachbehandlung von Sehnenüberpflanzungen übernehmen zu müssen. Es handelt sich also darum, einen gut kontraktionsfähigen Muskel, dessen Endstück eine abgeänderte Funktion auszuüben hat, in diese neue Tätigkeit einzuweihen. Die Schwierigkeiten liegen darin, die Bahnen der Reizleitung neu auszuschleifen. Die Voraussetzungen dafür sind bei richtiger Operation im Körper selbst ohne weiteres gegeben. Nehmen wir eine der am meisten ausgeführten Überpflanzungen an, die Befestigung eines kräftigen Oberschenkelbeugers auf die Kniescheibe zum Zwecke, den gelähmten vierköpfigen Strecker zu ersetzen. Der erste Versuch besteht darin, den Patienten anzuweisen, seine Patella in die Höhe zu ziehen. Während dies jedem Gesunden sofort gelingt, kann unser Patient es nicht, trotzdem wir ihm einen guten Muskel zur Verfügung gestellt. Diese Ohnmacht erklärt sich daraus, daß der Willensimpuls zur Streckung

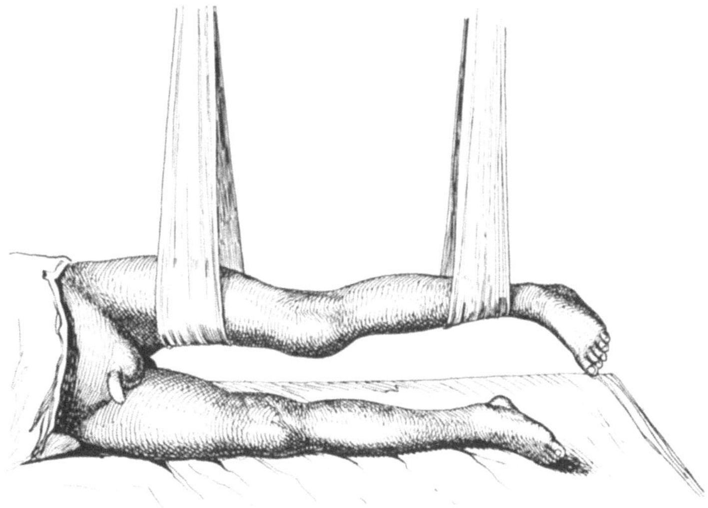

Abb. 52. Kniestreckübungen am schwebenden Bein.

des Quadrizeps auf seiner Nervenbahn abwärts eilt und an der Stelle, wo im Vorderhorn die Geleise seit der einstigen Entzündung zerstört sind, nicht weiter kommt. Der neue, überpflanzte Muskel ist ursprünglich ein Beuger, reagiert also nicht auf den Reiz zur Streckung. Der Knabe wird sich die größte Mühe geben und schließlich ratlos auf der Klaviatur seiner Beinnerven in der Hirnrinde tasten, bis er beim Anschlag der Beugezentren zu seinem Erstaunen ein Erzittern der Kniescheibe bemerkt. Man kann diesen Vorgang beeinflussen, wenn man ihn auffordert, einmal die hinteren Gruppen des Oberschenkels zu spannen. Mit Interesse wird er nun selber den Fortgang der Arbeit verfolgen. Lange Zeit bleiben günstige Zuckungen wieder aus; plötzlich springt die Kniescheibe wieder hoch. Wenn Sie versuchen, sie mit zwei Fingern abwärtszudrängen, gelingt es oft besser, da der Zug am Muskel als Reiz eine Reflexzuckung hervorrufen kann. Allmählich lernt der Patient, die eigentümliche Empfindung bei Kontraktur des überpflanzten Beugers zu erkennen; er vermag den entsprechenden Willensimpuls unbewußt zu isolieren, so daß sich zum Schluß eine neue Bahn ausbildet, die den Willen zur Kniestreckung ohne weiteres auf den Nervenstrang für den überpflanzten Beuger umschaltet. Damit haben wir die ersten Schritte zum Ziel hinter uns. Durch fortgesetzte Übungen heißt es nun, den im Verhältnis zu einem normalen Quadrizeps schwachen Muskel zu kräftigen. Ich empfehle Ihnen dazu folgendes Vorgehen:

1. Hochziehen der Kniescheibe auf Kommando.
2. Hochziehen der Kniescheibe gegen Widerstand.
3. Versuch, das leicht gebeugte Bein zu strecken, entweder in Seitenlage, wobei den Ober- und den Unterschenkel je ein Bindenzügel schwebend erhalten, oder im Bad, wo das Glied im Wasser seiner Schwere verlustig geht.
4. Streckversuche des Knies im Sitzen.
5. Kniependeln, eventuell mit Widerstand.
6. Elektrogymnastik.

Ähnliche Überlegungen leiten die Nachbehandlung anderer Überpflanzungen, von denen einige im Bereiche des Fuß- und Handgelenks am häufigsten vorkommen dürften. Natürlich hat man sich anfangs vor Gewalteinwirkungen in der Richtung einer Dehnung der angenähten Muskeln zu hüten, da ein Abriß die ganze Mühe entwerten würde.

Die Lähmungen selbst bedürfen häufig einer passiven, eventuell auch aktiven Gymnastik, damit keine falschen Stellungen, keine Kontrakturen entstehen können. Wo sie sich andeuten, da müssen wir redressierende Maßnahmen ergreifen. Stets handeln wir dabei so, daß wir durch die Übung den Ausfall der gelähmten Muskeln zu ersetzen suchen. Wo der Fuß infolge Lähmung der Wadenmuskeln in Hackenform auftritt, wandeln wir sie durch die Übungen in Spitzform um. Gegen die sehr häufigen Peronaeuslähmungen sind folgende Maßregeln angezeigt:

1. Beim Stillstehen stets den gelähmten Fuß zurückstellen.
2. Hacken zusammen, Fußspitzen spreizen, tiefe Kniebeuge.
3. Den gesunden Fuß vor, den gelähmten zurückstellen; Kniebeuge.

Sowohl die schlaffen als namentlich die krampfartigen Lähmungen erzeugen, wenn sie die Beine ergriffen haben, *Gehstörungen* mannigfacher Art. Durch systematische Gehübungen müssen sie behoben werden. Mit Vorteil bedienen wir uns der sogenannten Gehstühle, enger, runder oder viereckiger Gestelle von verschiedener Größe, in die wir die Kinder stellen. Während sie sich am Gitter festhalten und das fehlende Gleichgewicht auf diese Weise erzwingen, schieben sie ihren Käfig vorwärts, um seinen Ortsveränderungen schrittweise zu folgen.

Bei Lähmungen im Bereich der Empfindungsnerven treten auch beim Erwachsenen Gehstörungen auf, die sich bei der Rückenmarkschwindsucht besonders unangenehm bemerkbar machen. Diese sogenannten Ataxien werden ähnlich behandelt. Damit der Patient die Herrschaft über seine Beine wiedergewinne, muß er die Füße nach bestimmten, am Boden gezeichneten Strichen, Linien und Mustern setzen. Den Fehler in den Händen zu überwinden, macht er Zielübungen, Treffübungen usw., indem er Stöpsel in bestimmte Löcher eines Brettchens zu stecken versucht, Murmeln in bestimmten Dellen einer Tischplatte zum Stehen bringt. Eine Menge sinnreicher mehr oder weniger kurzweiliger Spiele wurde zu diesem Zwecke ersonnen. Wir pflegen solche Greif-, Tast- und Lokalisationsbewegungen als *Koordinationsübungen* zu bezeichnen.

Deformierende, chronische Gelenkentzündungen.

Bei der Behandlung solcher Erkrankungen spielen die Pendelgeräte eine Hauptrolle. Die Mechanotherapie feiert ihre Triumphe. Widerstandsübungen sind zu vermeiden. Indem sie die Muskeln im Bereich des erkrankten Gelenkes zur Kontraktion bringen, pressen sie die Körperteile aufeinander, quetschen die gereizten, rauhen Partien und befördern den Prozeß, statt ihn zu beruhigen. Ist dagegen keine Spannung vorhanden, so gleiten die Flächen leise über die Unebenheiten hin, sie nach und nach zur Rückbildung zwingend. Aus diesem Grunde wollen wir die Gelenke auch nicht direkt massieren, sondern uns die körperwärts gelegenen Muskeln ausstreichen und durchkneten, um auf diesem Wege das zugehörige Gelenk behutsam beeinflussen zu können. Vorsicht und genaue ärztliche Kontrolle sind bei diesen Erkrankungen ganz besonders vonnöten. In der Umgebung derartiger Gelenke finden sich oft Verhärtungen im Muskel, die durch Massage beseitigt werden; mit ihnen verschwinden oft die Beschwerden.

9. Vorlesung.

Elektrotherapie, Licht- und Wärmebehandlung.

Die Elektrotherapie.

Wird vom Orthopäden sehr häufig angewandt und muß manchmal von einer Hilfsarbeiterin eingeleitet oder beaufsichtigt werden. Jedenfalls wird es für Sie von Nutzen sein, die wichtigsten Kenntnisse darüber mitgeteilt zu bekommen.

Nerven und Muskeln können durch den elektrischen Strom erregt werden. Das Anwendungsgebiet der Elektrizität erstreckt sich auf Erkennung und Behandlung von sensiblen oder motorischen Störungen, zu denen vor allem die Lähmungen zu rechnen sind. Wir begnügen uns mit einigen Winken für die Handhabung der Apparatur.

Der konstante, galvanische Strom hat eine beruhigende Wirkung, die sich bei Schwankungen im Stromkreis, besonders bei Stromschluß oder -öffnung, in Zuckungsreiz umsetzt. Wir unterscheiden die beiden Leitungsenden als positive (+) oder negative (—) Elektrode, Anode oder Kathode. Zum Apparat gehört ein Rheostat (Voltregulator), die

Stromstärke abzustufen, und ein Galvanometer, sie zu messen. Meist ist auch ein Polwender vorhanden, mit welchem sich die Stromrichtung umkehren läßt. Wird sein Hebel von N (Normal) auf W (Wendung) gestellt, so wird der + Pol zur Kathode, der — Pol zur Anode. Die Intensität des Stromes wird durch Verschieben des Rheostatenzeigers geregelt und am Galvanometer abgelesen, der sie in Milliampere (mA) angibt. So sind Sie imstande, jede gewünschte Stärke einzustellen, Stromschwankungen auszugleichen. Genaue Beobachtungen sind während der Behandlung nötig, da die Haut des Körpers nicht überall gleich durchlässig ist, so daß ihr Widerstand sich verändert je nach ihrer Dichte, Feuchtigkeit, Verhornung. Bald läßt sie mehr, bald weniger Strom in den Körper eintreten, was wir am Galvanometer verfolgen können. Die Elektroden werden durch Metallplatten verschiedener Größe dargestellt, welche mit Leinwand überzogen sind. Sie dürfen nur in gut durchfeuchtetem Zustande und, um Verbrennungen zu vermeiden, nie ohne Tuchumhüllung verwendet werden. Die eine ist meist mit einem Unterbrechergriff versehen, welcher es ermöglicht, durch Druck auf einen federnden Knopf den Stromkreis zu unterbrechen.

Anode und Kathode sind nicht gleichwertig in bezug auf ihre physiologische Wirkung. Eine der Elektroden — wir wählen eine umfangreichere Platte — dient uns dazu, den Strom auf den Körper übertragen zu helfen (indifferente Elektrode). Die andere wird auf den Ort der Erkrankung gesetzt und wirkt bald reizend (Kathode), bald beruhigend und schmerzstillend (Anode). Je nach dem Heilzweck wird Ihnen der Arzt bald diese, bald jene vorschreiben. An seine Angaben haben Sie sich streng zu halten. Er wird Ihnen auch den Ort bezeichnen, wo Sie den differenten Pol anzusetzen haben. Bald muß die Behandlung stabil sein, bald labil; d. h. im ersten Falle muß die differente Elektrode an einer Stelle ruhen, während der Dauer des Vorgehens (5—15 Minuten). Im zweiten Falle wird sie auf dem bezeichneten Gebiet, z. B. längs des Rückenmarks oder längs einer gelähmten Muskelgruppe, langsam hin und hergeführt. Dabei können durch Betätigung des Unterbrechers erwünschte Muskelzuckungen ausgelöst werden. Der Muskel wird zu einer „Gymnastik" gezwungen, welche auf seinen Ernährungszustand von Bedeutung sein kann. Was die Intensität des Stromes anbetrifft, darf sie nur ganz allmählich gesteigert, ebenso allmählich vermindert werden.

Ich nehme ein Beispiel: Der Arzt schickt eine Lähmung der Oberschenkelstrecker mit dem Vermerk: Galvanisation des Quadrizeps, labil, mit Unterrechungszuckungen, indifferenter Pol = Anode, 5 bis 8 mA, 15 Minuten. Sie führen aus: Die große Elektrodenplatte wird mit dem positiven Pol verbunden und gut durchfeuchtet auf die Brust gesetzt oder an irgendeiner Stelle des Rumpfes, welche nicht zu weit vom Krankheitsherd entfernt ist. Den negativen Pol mit der Unterbrecherelektrode stemmen Sie kräftig über die Kniescheibe auf und schließen den Strom. Langsam lassen Sie ihn durch Verschiebung des Rheostatenhebels ansteigen bis auf 5 mA, was Sie am Galvanometer kontrollieren. Dann streichen Sie gemächlich über das Bein bis zum Darmbeinstachel und zurück. Von Zeit zu Zeit öffnen oder schließen Sie den Strom, worauf eine Zuckung einsetzt. Inzwischen sinkt der Hauptwiderstand, der Zeiger des Galvanometers steigt über 8 mA. Sofort regulieren Sie am Rheostaten den Strom zurück.

Der induzierte faradische Strom wird ebenso häufig gebraucht. Hier sind die Pole beide gleichwertig. Die Stromstärke erkennen wir aus dem sogenannten Rollenabstand, der wiederum regulierbar ist. Sie darf keineswegs so groß gewählt werden, bis Schmerzen entstehen. Diese Stromart reizt stärker als der gleichmäßige galvanische Strom, da sie aus einer Reihe hin- und herjagender, stets ihre Richtung wechselnder Energieimpulse sich zusammensetzt. Durch Unterbrechung und Schluß des Stromes werden im Muskel Zuckungen ausgelöst, die aber krampfartig andauern, solange er geschlossen. Die „Elektrogymnastik" des Muskels kann daher recht intensiv betrieben werden. Die Unterbrechungen sind etwa so zu regeln, daß der Strom ungefähr 2—3 Sekunden geschlossen und etwa 1 Sekunde lang geöffnet wird. Im übrigen wird Ihnen der Arzt wiederum genaue Vorschriften machen.

Ab und zu wird der Gesamtkörper mit der elektrischen Rolle, einer als Walze verkleideten Elektrode, massiert. Die Stromstärke ist daher je nach der Gegend und der Hautdurchlässigkeit am Rollenabstand zu ändern. Schmerzen dürfen nie auftreten!

Auf die Konstruktion von Apparaten kann ich nicht eingehen. Fast überall sind heute in Städten „Pantostaten" im Gebrauch, Sammelapparate, die an das elektrische Straßennetz angeschlossen werden und imstande sind, beide Stromarten, eventuell Mischungen zu liefern, sowie verschiedene, anderweitig vom Arzt gebrauchte Instrumente mit Energie zu versorgen. Ihre Handhabung müssen Sie an Ort und Stelle lernen, da jedes Fabrikat in Schalteinrichtung usw. vom andern abweicht.

Licht- und Wärmebehandlung.

Uns interessiert als erste die *Sonnenlichtbehandlung* (Heliotherapie), deren Durchführung zu Ihrem Pflichtenbereich gehören kann. Da die Erklärung ihrer Wirkungen noch auf Schwierigkeiten stößt, sie teilweise der Wärme, teilweise gewissen kurzwelligen, den sogenannten ultravioletten Strahlen zuerkannt wird, verzichten wir auf eine theoretische Darlegung und geben uns mit dem Bewußtsein zufrieden, in der Sonne ein wunderwirkendes Heilmittel zur Verfügung zu haben. Die Tuberkulose der Knochen und Gelenke ist ihre eigentliche Domäne. Die Vorzüge der Bergeshöhen, wo die Sonne ihre Kraft aus einer reinen Atmosphäre herabstrahlen läßt, sind bekannt. Doch gelten die Wirkungen auch für das Tiefland, wo sie nicht an Krankenhäuser und Sanatorien gebunden sind, sondern auch in einfachsten Wohnungen nutzbringend zur Anwendung gebracht werden können. Am meisten zu empfehlen sind Ganzbestrahlungen. Es ist von größter Wichtigkeit, den Körper dabei schrittweise an die Besonnung zu gewöhnen. Erst müssen wir die Kranken an die freie Luft gewöhnen, indem wir sie an schattigem, windgeschützten Ort im Freien oder unter weit offene Fenster betten. Am vierten Tage beginnen wir die eigentliche Sonnenkur, die natürlich der Arzt streng beaufsichtigen wird. Anfangs werden wir nur kleine Hautbezirke für kurze Zeit der frühen oder späten Sonne aussetzen; später decken wir den ganzen Körper auf mit Ausnahme des Kopfes und lassen die heißeren Strahlen der mittäglichen Sonne wirken. Eine Bestrahlungstabelle wird Ihnen Anhaltspunkte geben, die Sie ohne besondere Aufforderung Ihres Arztes auf keinen Fall abändern dürfen.

Bestrahlungstabelle für Sonnenkuren.

Kurtage	Bestrahlte Körperfläche	Bestrahlungsdauer	
1.—3.	Körper bedeckt bis auf Gesicht und Hände	1—3 Stunden	
4.	Beide Fußrücken	3 × 5 Min. mit je 30 Min. Pause	
5.	Beide Fußrücken	3 × 10 Min.	mit je 30 Min. Pause
	Beide Unterschenkelstreckflächen	3 × 5 „	
6.	Beide Fußrücken	3 × 15 Min.	mit je 30 Min. Pause
	Beide Unterschenkelstreckflächen	3 × 10 „	
	Beide Knie	3 × 5 „	
7.	Beide Fußrücken	3 × 20 Min.	mit je 30 Min. Pause
	Beide Unterschenkelstreckflächen	3 × 15 „	
	Beide Kniee	3 × 10 „	
	Beide Oberschenkelstreckflächen	3 × 5 „	
	Entzündungsherd	2—3 × 5 Min. extra	
8.	Wie oben; dazu Bauch.	wie vorher ansteigend	
9.	Wie oben; dazu Brust und Arme	wie oben ansteigend	
10.—14.	Rückseite des Körpers in ähnlichem Turnus.	wie oben; nur rascher ansteigend	
später	Ganzbestrahlungen (Herd inbegriffen)	etwa 3—4 Stunden je vor- und nachmittags.	

Die Wartung hat streng darauf zu achten, daß die Kranken nie das Gefühl der Abkühlung spüren. Die Haut darf, auch wenn sie durch Verdunstung des Schweißes Wärme verliert, nie kühl anzufühlen sein. Sonnenbehandlung ist eine Abart der Wärmebehandlung. Für trübe Winterwochen und düstere Regenzeiten wurde die an ultraviolettem Licht reiche Quarzlampe (Höhensonne) erfunden. Hier können wir neben der Zeitdauer auch die Entfernung des Kranken zur Strahlenquelle regulieren, welche durch das Aufflammen von Quecksilberdämpfen im elektrischen Stromkreis erzeugt wird. Die Apparate sind derart gebaut, daß sich das Licht durch eine Blende aus dem kugeligen Hohlraum nach allen Richtungen lenken läßt. Meist beginnen wir die Sitzungen aus etwa 2 m Entfernung. Anfangs mögen sie 2—5 Minuten, nach einigen Tagen 30 und mehr Minuten betragen, wobei auch die Distanz bis auf 80 cm verkürzt werden darf. Jede Veränderung des örtlichen Befundes haben Sie dem Arzte anzuzeigen. Nach einer kräftigen Reaktion, die sich in Schmerzhaftigkeit, Fistelsekretion, Schwellung usw. zeigen muß, tritt nach und nach die Besserung ein. Zum Schutze der Augen ist es geboten, dunkle Brillen tragen zu lassen.

Noch einmal betone ich, meine Damen, daß strenge ärztliche Kontrolle Ihre Tätigkeit begleiten muß. Die Mittel, die Sie zu betreuen haben, sind keineswegs harmlos. Jede unerwartete Reaktion haben Sie daher augenblicklich zu melden.

Zum Schlusse möchte ich Sie mit einem weiteren Zweig der Therapie bekannt machen, den der Arzt zum Teil Ihrer Hilfeleistung anvertraut: der *Wärmebehandlung*. Sie werden, meine Damen, den Vorgang der Entzündung als eine vorzügliche Abwehrmaßregel des Körpers gegen alle möglichen Schädlichkeiten kennenlernen. Sein hervorstechendstes Merkmal ist die starke Blutzufuhr, die Hyperämie. Ebenso wissen Sie aus Erfahrung, daß die Erwärmung eines schmerzhaft erkrankten Körperteiles häufig Linderung, sogar Besserung verschafft.

Wärme erzeugt Hyperämie. Die Blutgefäße in erwärmten Körperabschnitten erweitern sich und vermögen mehr von der zur Heilung nötigen Flüssigkeit zu fassen. Der Stoffwechsel wird lokal angeregt, so daß erkrankte Gewebe sich stärken, eingedrungene Erreger besser angegriffen werden können. Durch die Erhöhung des Stoffumsatzes werden liegengebliebene Schlacken gelöst und entfernt, Ergüsse aufgesaugt, resorbiert. Die günstige Wendung, welche der Verlauf langwieriger, mühselig zu behandelnder Leiden unter der Wärmetherapie nimmt, ist auf solche Überlegungen zurückzuführen.

Neben anderen Methoden hat sich die *Heißluftbehandlung* bei orthopädischen Gebrechen mannigfach bewährt. Gewisse Formen chronischer Gelenkerkrankungen, Neuralgien, Ischias, rheumatische Schmerzen reagieren auf diese Therapie. Der Arzt wird Ihnen Patienten mit genauen Angaben zuschicken, so daß Sie nach individuellen Grundsätzen die Behandlung durchzuführen haben.

Zum Zwecke der Erwärmung von Körpergegenden wurden heizbare Kasten verschiedener Größe und Form gebaut. Die Haut verträgt sehr hoch temperierte Luft; Hitze von 100—130°, welche bei Übertragung durch feste Gegenstände sofort zu Verbrennungen führen würde, ruft eine Rötung und einen lokalen Schweißausbruch hervor, ohne schädliche Folgen zu hinterlassen. Einfache Heizvorrichtungen stellen die Petroleumlampe und der Gasbrenner mit einem Kamin aus Blechrohr dar, durch welches die erhitzte Luft ins Innere des Kastens geführt wird. Abzugöffnungen sorgen für Ventilation. Der moderne Heizkasten wird durch elektrische Glühbirnen oder durch Drahtwiderstände im elektrischen Stromkreis gespeist. Ein Thermometer zeigt die Temperatur an. Seine Quecksilberkugel soll in möglichster Nähe des eingeschlossenen Gliedes stehen, da nicht immer eine gleichmäßige Wärme im Binnenraum erzielt werden kann.

Bevor wir den Apparat in Tätigkeit setzen, muß das Glied gut gelagert sein. Nehmen wir als Beispiel zur Veranschaulichung das Kniegelenk. Es soll vom Kasten ganz umschlossen sein. Er ist deshalb aufklappbar und trägt zwei einander gegenüberliegende runde Öffnungen, groß genug, um das Bein durchzustecken. Sie sind mit Filz gepolstert, damit die Haut nicht gedrückt werde. Die Anwendung hoher Temperaturen erzeugt naturgemäß trotz bester Isolierung der Kastenwand eine Erhitzung seiner Teile, die bei Berührung mit der Extremität sofort Brandwunden setzen würde. Dies peinlichst zu vermeiden, ist Ihre wichtigste Aufgabe. Wo Unter- und Oberschenkel aus den Öffnungen herausragen, wird ihr Umfang mit schlecht leitenden Flanellappen gut abgedichtet und dabei Sorge getragen, daß die Kastenteile nirgends der Haut direkt anliegen können. Darauf wird der Deckel zugeklappt, das Thermometer kontrolliert und die Heizung angesteckt. Es ist dringend erforderlich, während der Sitzung, die je nach Angaben des Arztes $^1/_4$ bis 1 Stunde, in Ausnahmefällen länger dauern soll, die Apparate zu kontrollieren. Die Temperatur soll vom Arzt angegeben sein. Über 130° wird man selten hinausgehen können. Das Knie beginnt feucht zu werden; schon nach 20—30 Minuten setzt ein profuser Schweißausbruch ein. Nach Ablauf der Behandlung trocknet man das Gelenk ab und hüllt es in Tücher. Ambulante Patienten müssen, bevor sie den Heimweg antreten, ausruhen und das Glied auskühlen lassen.

Bei schwachen, besonders bei blutarmen, herzleidenden Kranken stellt sich häufig mitten in der Sitzung ein Zustand von Mattigkeit ein. Herzklopfen, Ohnmachtsanfälle beweisen die großen Anforderungen, welche die Prozedur an die Kreislauforgane richtet. Mit kalten Stirnkompressen und Unterbrechung der Behandlung kann geholfen werden. Jedenfalls ist stets Vorsicht am Platze und Sie tun gut, wenn Sie sowohl Hitzegrad als Zeitdauer erst nach und nach steigern. Je größer der Körperabschnitt ist, der durchwärmt werden soll, desto rascher treten solche unangenehmen Nebenerscheinungen auf. Wenn Sie mit Vorsicht Ihrer Aufgabe gerecht werden, können wirklich schlimme Zufälle nicht eintreten.

Nach mehrwöchentlichen Heißluftkuren zeigen sich in der Haut der erkrankten Abschnitte nicht selten dunkle Verfärbungen. Es handelt sich um ausgeschiedene Blutfarbstoffe, die mit den Monaten wieder verschwinden.

An Stelle der trockenen Hitze wird sehr häufig die feuchte Wärme angewandt, sei es in Form von *Packungen*, sei es durch *Bäder*, denen allerlei Medikamente zugesetzt werden können.

Ich erwähne das Bad des Rachitikers; 15 Minuten bei 35° C in Sole oder mit 3 Handvoll Salz versetztem Wasser; hernach ins trockene, warme Badetuch wickeln und 1—2 Stunden Bettruhe.

Sehr beliebt sind die *wärmenden Packungen* mit solegetränkten Tüchern, die gut abgedichtet und gelegentlich mit einer warmen Bettflasche oder einem elektrischen Heizkissen auf ihrer Temperatur erhalten werden. Die Moor-, Schlamm- und Fangopackungen erzielen ähnliche intensivere Wirkungen. Ihre Technik ist einfach. Der auf eine Temperatur von 37—40° C vorerwärmte Brei wird fingerdick auf Tücher gestrichen und direkt der Haut aufgelegt. Wollene Decktücher umhüllen das Paket, um die Abkühlung möglichst zu verzögern. 15 bis 40 Minuten Dauer. Nachher Abwaschen der Haut mit warmem Wasser und trockenes Einhüllen. Auch Packungen mit vorerwärmtem Paraffin leisten gute Dienste.

Für bestimmte Zwecke, z. B. zur Belebung der Blutbewegung an gelähmten Extremitäten, werden Wechselbäder oder Wechselduschen verordnet. Sie stellen zwei Gefäße zurecht, das eine wird mit heißem, das andere mit kaltem Wasser gefüllt (etwa 40 und 7 Grad Celsius). Der Fuß kommt 1 Minute ins heiße, $^1/_2$ Minute ins kalte Bad. Die Prozedur kann wiederholt werden und schließt mit einer kräftigen Abreibung mittels eines rauhen Handtuches.

Gewöhnlich leiten derartige Behandlungen über zu einer Massage, zu Bewegungsübungen, die unter dem Einfluß der Wärme meist besonders leicht durchgeführt werden.

10. Vorlesung.

Das Verbinden.

Hauptsächlich zwei Arten von Verbänden müssen wir nach ihrem Zwecke unterscheiden: Schutzverbände, die einen Teil der Körperoberfläche bedecken, ihn vor der Berührung mit von außen kommenden Schädigungen mechanischer oder infektiöser Art bewahren sollen, und Fixationsverbände, die eine bestimmte Lage eines Körperabschnittes festhalten und garantieren. Während wir zur Herstellung von Verbänden der ersten Art weiche, schmiegsame, nicht drückende Stoffe verwenden, benötigen wir zur Versteifung der anderen daneben noch feste oder im Gebrauch erhärtende Materialien. Ich möchte Ihnen folgende Grundsubstanzen aufzählen:

1. Eigentliche Verbandstoffe: a) Baumwolle, b) Holz (Zellstoff), c) Wolle, d) Seide, e) Leinen, f) Papier.
2. Hilfsmittel: a) Holz (Bretter, Schusterspan usw.), b) Metalle (Bandeisen, Draht, Stahl usw.), c) Gips, d) Wasserglas, e) Zelluloid, f) Leim, g) Stärke.

Aus der rohen Baumwolle wird durch Reinigungsprozeß die gewöhnliche Watte (Polsterwatte, ungebleichte Watte) hergestellt. Eigentliche

Verbandwatte ist durch Bleichung, weitere Säuberung schneeweiß, durch maschinelle Kämmung zart geworden. Sie ist sehr elastisch und weich. Im gewebten Zustande verwenden wir die Baumwolle als Mull, der einen mehr oder weniger weitmaschigen, weichen Stoff, ähnlich dem unserer Fenstergardinen darstellt. In Streifen von verschiedener Breite geschnitten läßt er sich zu Binden rollen; sie werden in größeren Betrieben meist selbst hergestellt, indem man die gekauften mächtigen Mullballen durch lange Messer in Stücke zerteilt, aus denen von Hand oder mittels kleiner Wickelmaschinen die Gazebinden gewickelt werden. Breiten von 3, 5, 8, 10, 12, 15, 20 cm dürften jeder Anforderung genügen. Die Länge spielt nur insofern eine Rolle, als sich der Umfang der Binde bequem dem Griffe der Hand anpassen soll, was bei allzu dicken Rollen nicht möglich ist. Die Tupfer und Platten, Tampons und Wunddochte werden ebenfalls aus Mull hergestellt, indem man viereckige, etwa 20 oder 40 qcm messende Stücke zu Bäuschen einkrempelt — die ausfransenden Ränder sollen dabei im Innern des Knäuels verborgen sein, damit nicht Baumwollfasern in der Operationswunde kleben bleiben — oder indem man die größeren Lagen vierfach zusammenfaltet, so daß quadratische Platten von 10 cm im Geviert und 16 aufeinanderliegenden Schichten entstehen. Natürlich lassen sie sich in jedem erwünschten Größenverhältnis herstellen. Sehr viel gebraucht werden waschbare, elastische Wickelbinden (Diakon- und Idealbinden des Handels), deren Vorzug in ihrer Dehnbarkeit und langen Haltbarkeit sich zeigt. Sie finden nicht nur Anwendung bei Druckverbänden, sondern auch zum Anwickeln von Schienen. Ähnlich wie diese Binden sind die dicht gewebten Rollen von Cambric und Battist. Auch Flanell wird aus der Baumwolle gearbeitet, ebenso der in der Gipstechnik häufig verwandte gewirkte Trikotschlauch.

Das Holz liefert uns den Zellstoff, der durch Vermahlen des Materials zum sogenannten Holzschliff, durch Kochen mit Natronlauge und nachheriges Trocknen und Auswalzen gewonnen wird. Er stellt nichts anderes dar als feinstes, in Lagen aufeinandergelegtes Fließpapier. Als Ersatz der teueren Watte dient er zu Polsterzwecken. Doch fehlt ihm ihre Elastizität, weshalb er in dickerer Schicht aufgelegt werden muß. Aus dem Holz gewinnen wir, wie Sie wohl wissen werden, auch das Papier, welches in Form gekreppter Binden vorzügliche Dienste leistet.

Flanellstoffe, wie wir sie vor allem zu Zug- und Klebeverbänden verwenden, werden zum Teil aus Wolle hergestellt; häufig werden sie aus gemischten Woll- und Baumwollfäden gewoben.

Ein Seidengewebe ist der für feuchte Verbände unentbehrliche, wasserdichte Schutztaffet (Protektiv), während das Leinen uns die mannigfachen Verbandtücher liefert. Alle diese Stoffe kommen als fertige Binden, Tücher, Decken usw. in den Handel.

Als Schienenmaterial eignen sich Metalle, Holz, imprägnierte Stoffe, die bei geeigneter Behandlung zum Erstarren kommen. Eine ganze Reihe fertiger Schienen verschiedenster Größe werden fabrikmäßig hergestellt und finden als solche Verwendung. Sie lassen sich in sozusagen allen Fällen durch improvisierte Verstärkungsschienen ersetzen, die nach Gochts Vorschrift folgendermaßen angefertigt werden: Aus einem Stück Schusterspan werden Streifen von 5—$5^1/_2$ cm Breite und der vorher zu bestimmenden nötigen Länge durch Längsritzen mit dem Taschenmesser gebrochen. Entsprechende, um 1 cm kürzere Stücke von Bandeisen werden mit Hilfe der Blechschere abgeschnitten. Zwei solcher Bandstreifen werden nebeneinander auf ein Spanstück gelegt, daß nirgends das Metall den Holzteil überragt. Ein schmaler Zwischenraum trennt sie. So können sie durch zwei Heftpflasterstreifen festgeklebt werden. Darauf klappt man den zweiten Spanstreifen darüber

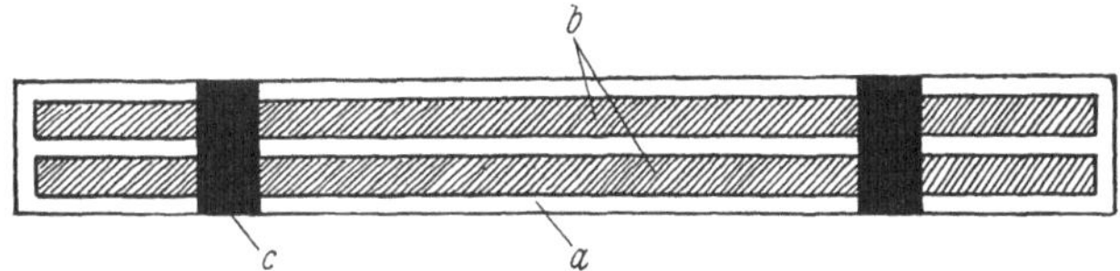

Abb. 53. Bandeisenschiene nach Gocht.
a = Schusterspan, *b* = Bandeisen, *c* = Heftpflaster.

und wickelt das Ganze mit deckenden Touren einer Mullbinde fest. Auf diese Weise haben wir eine leichte, feste, doch biegsame, formbare Bandeisenschiene geschaffen.

Drahtschienen kommen in langen, glatten Gitterstücken verschiedener Breite zum Verkauf. Sie werden mit einer Blechschere auf die vom Arzte verlangten Maße verkürzt und dem Gliede angebogen.

Die eigentlichen Verbandsstoffe werden zum Zwecke späterer Festigkeit mit verschiedenen Substanzen imprägniert, getränkt oder bestreut. Gips findet zusammen mit Mull oder Trikotschlauch Verwendung.

Die Technik des Gipsverbandes spielt eine so überaus wichtige Rolle für orthopädische Therapie, daß wir sie in einer besonderen Vorlesung behandeln werden. Zu Leimverbänden benötigen wir Tischlerleim, der im Wasserbade bei Zusatz von etwas Wasser die nötige, dünnflüssige Konsistenz erhält. Vorher wird er durch mehrmaliges Aufkochen geruchlos gemacht. Streifen von Flanell (etwa 3—4 cm breit, 20—25 cm lang, je nach Bedarf) werden in die warme Lösung getunkt oder mittels eines weichen Pinsels bestrichen. So überreicht man sie dem Arzte, der sie um das erkrankte Glied wickelt. Eine Mullbinde hält den dünnen Verband zusammen. Nach etwa 5—10 Stunden ist der Leim hart geworden und gibt dem Gliede Halt.

Die Technik der Wasserglasverbände gestaltet sich folgendermaßen: Wasserglas stellt eine klare, sirupartige Flüssigkeit dar, welche an der

Luft erstarrt. Entweder werden die locker gewickelten Mullbinden direkt hineingetaucht; man läßt sie sich etwa 10 Minuten lang vollsaugen, worauf der Arzt sie umwickelt, oder man trägt das Wasserglas mit Borstenpinsel auf den Mullverband Lage um Lage auf. 4—5 Lagen genügen. Das Festwerden dauert 1—2 Tage, weshalb man über den Verband oft noch eine später zu entfernende Gipsschicht wickelt.

Kleisterverbände werden ähnlich hergestellt.

Stärkebinden bereiten Sie am besten vor durch Einlegen in möglichst heißes Wasser. Nach 2—5 Minuten finden sie feucht Verwendung und erhärten langsam.

Zelluloid wird in Azeton gelöst. Kleine Schnitzel dieses Stoffes werden in ein weithalsiges Gefäß geworfen bis zu ein Viertel seiner Höhe. Darauf gießt man es voll Azeton. Ab und zu wird umgerührt, dann die Flasche gut verkorkt, damit das Lösungsmittel nicht verdunstet. Meist wird Zelluloid nur zu abnehmbaren Hülsen und Korsetts verwendet, indem man es mit Pinsel auf die Trikot- und Stofflagen streicht.

Der orthopädische Chirurg kommt häufig dazu, *Wundverbände* anlegen zu müssen. Ob wir es mit operativen oder unfreiwillig gesetzten Verletzungen zu tun haben, mit eiternden Höhlen oder Fisteln, ist im Grunde genommen gleichgültig. Die erste Forderung erheischt vollkommene Sauberkeit. Sie müssen dem Arzte alles Nötige vorbereiten. Der Patient kommt bequem auf einen Tisch zu liegen, der vorher zu reinigen ist. Um ihn vor Erkältungen zu schützen, deckt man die gesunden Teile zu und rückt die erkrankte Partie in günstige Beleuchtung. Viele Betriebe besitzen fahrbare Verbandwagen mit allem Zubehör. Besser noch als die umständlichen Karossen sind Rolltischchen mit Glasplatten, welche mit einem frisch gewaschenen oder sterilisierten Tuche versehen werden. Auf ihnen soll das Instrumentarium zurechtgerichtet sein. Ich rate Ihnen, sich jeweils zu erkundigen, was der Arzt dazu braucht. Sie können danach Ihre Vorkehrungen treffen, und späteres Rennen, Holen und Bringen stören weder den Gang der Handlung noch Laune von Doktor oder Patient. Für die meisten Fälle wird es genügen, eine Trommel mit sterilen Tupfern, Platten und Mullbinden aufzustellen, einige anatomische und chirurgische Pinzetten, gerade und gebogene Schere, eine Sonde und ein Messer zur Hand zu haben. Das Messer wird in konzentriertem Alkohol, die übrigen Instrumente werden in einer Glasschale mit 3—5%igem Karbolwasser gereicht. Ein nierenförmiges, emailliertes Becken, sowie ein Verbandeimer stehen in der Nähe, um Abfälle und verschmutzte Verbandteile aufzunehmen. Watte und Zellstoff, verschiedene Sorten von Binden, Heftpflaster oder ein aufzupinselnder Klebestoff dürfen nicht fehlen. Oft überläßt Ihnen der Arzt die Entfernung des alten Verbandes. Dabei handelt es sich darum, unter möglichst großer Schonung des Kranken die Binden durch Abwickeln zu lösen oder zu durchschneiden.

Je mehr man sich der Wunde nähert, um so häufiger ist die Gaze von Serum oder Eiter durchtränkt, mit dem wir unsere Haut nicht beschmutzen dürfen, ohne Gefahr zu laufen, die Infektion anderswohin zu übertragen. Deshalb hebt man einzelne Schichten mit Pinzette oder langstieliger Kornzange hoch, um sie mit der stets bereitliegenden kräftigen Verbandschere zu durchtrennen. Wo die Mullstreifen mit dem Wundschorf verklebten, dürfen sie nicht abgerissen werden. Der Arzt wird sie kunstgerecht lösen.

Das Anlegen eines Wundverbandes besorgt er ebenfalls selbst nach individuellen Grundsätzen. Ihre Handreichung muß aber den Zweck des Vorgehens kennen. Im großen Ganzen handelt es sich darum, die Wunde mit steriler Gaze, die oft mit Salben bestrichen wird, zu bedecken, etwas Watte zur Polsterung darüber zu breiten und die Stoffe durch Umwickeln mit Gazebinden zu befestigen. Will er aus irgendeinem Grunde, z. B. bei entzündlichen Prozessen den Krankheitsherd feucht einhüllen, so müssen Schalen mit Alkohol oder Lösungen von essigsaurer Tonerde, Bleiwasser usw. bereitstehen, in welche man die Mullplatten taucht. Ein über den feuchten Verband gelegtes Stück Schutztaffet verhindert allzu rasches Verdunsten der Flüssigkeit.

Essigsaure Tonerde bezieht man aus der Apotheke. Zu Umschlägen und Verbandzwecken soll die gelieferte Flüssigkeit 10—15fach verdünnt werden. Ähnliche Verdünnungen werden vom stark giftigen Bleiwasser bereitgehalten.

Das Entfernen sowie das Anlegen von Verbänden dürfen dem Patienten keine Schmerzen machen; Folgerung: Ruhe und Sorgfalt! — Eine vorhandene Infektion darf nicht verschleppt, eine saubere Wunde darf nicht verunreinigt werden; Folgerung: Finger weg! Sterile Instrumente sollen die Arbeit erledigen.

Häufig ist es nötig, daß man zum Schutze der Umgebung Schutztaffet, Kautschukunterlagen zwischen Wunde und Tisch legt. Nur nach gründlicher Desinfektion finden sie wieder Verwendung, während verschmierter Verbandstoff ins Feuer wandert. Die gebrauchten Schalen, Eimer und Becken werden mit starker Lysollösung oder mit Seifenkresol ausgespült; die Instrumente sind auszukochen.

In den seltensten Fällen ist der Kranke imstande, ein verletztes Glied während des Verbindens ruhig zu halten. Es wird Aufgabe des Hilfspersonals sein, durch vorsichtiges Fassen und ruhiges Stützen der betreffenden Körperteile dem Arzte seine Aufgabe zu erleichtern. Die geschickte Schwester hat es in der Hand, den unangenehmen Prozeß des Verbindens wesentlich abzukürzen und schmerzlos zu gestalten. Vor allem Kinder fügen sich durch ihr ungebärdiges Verhalten Beschwerden zu, die man durch gütiges Zusprechen und Ruhe zu beiderseitiger Zufriedenheit umgehen kann.

Bei Erkrankungen an Hand und Fingern hält man entweder den

Unterarm fest, daß der Patient nicht vor den Instrumenten zurückschrecken kann, oder man faßt zugleich die Fingerspitzen, während das Handgelenk in leichte Dorsalflexion gebracht wird. Verletzungen im Bereich des Ellbogengelenks werden am besten verbunden, während die Wärterin Ober- und Unterarm ohne störende Bewegungen umgreift. An der Unterextremität handelt es sich darum, das Bein in der waagrechten Schwebe zu erhalten. Die Hüftgegend verbinden wir häufig in Seitenlage des Kranken. Zu diesem Zwecke kann das Knie unterstützt werden.

Grobe Fehler werden Sie vermeiden, wenn Sie sich folgender Grundsätze erinnern:

Gelenke müssen beim Halten stets in der vom Arzt gewünschten Stellung fixiert werden; fassen Sie das Glied mit beiden Händen, wenn es geht oben und unten; sollten Sie ermüden — lange dauerndes Halten ist mühsam! — so verlangen Sie eine Ablösung. Mit Ihren Fingern

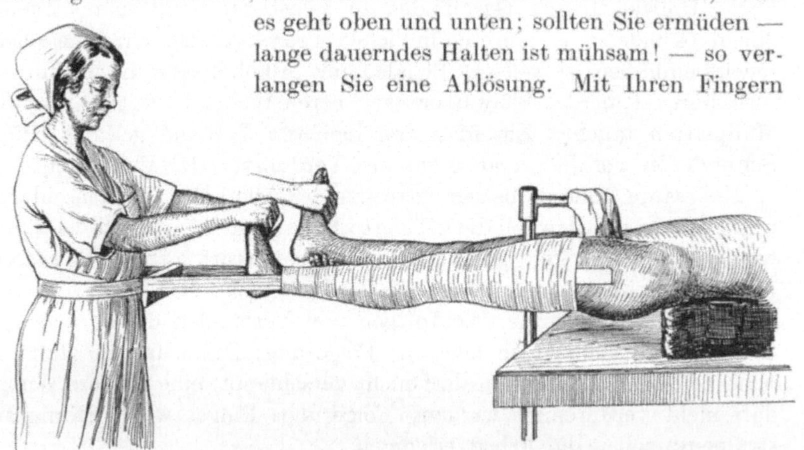

Abb. 54. Lagerung zur Herstellung eines Zuggipsverbandes.

dürfen Sie nicht zu nahe an die Wundgebiete kommen und den Chirurgen in seiner Tätigkeit nicht zu sehr hemmen. Führen Sie alle Bewegungen, die Sie mit dem Kranken vornehmen müssen, langsam ohne Gewalt aus!

Die Zug- oder Extensionsverbände spielen eine fast ebenso wichtige Rolle in der Orthopädie wie die Schienenverbände. Sie benötigen eine besonders geschulte, praktisch erprobte Haltetechnik. Ich wähle als Beispiele eine Kniegelenksentzündung. Bei jeder Berührung oder Bewegung des erkrankten Gliedes werden heftige Schmerzen ausgelöst, die verschwinden, sobald am Fuße ein gleichmäßiger Zug ausgeübt wird, der die wunden Gelenkflächen etwas voneinander entfernt. Wie angegeben, müssen Sie Ferse und Zehen in guter Stellung halten und zugleich ziehen, jedes Wackeln ebenso wie jedes Nachlassen der Kraft vermeiden. Der Arzt pinselt inzwischen die Haut mit einer Klebelösung ein, welche Sie ihm nach folgendem Rezept herstellen können:

Benzin (oder Benzol)	500 g
Kolophonium (fein geklopft)	500 g
Terebentina veneta	5 g

Die Mischung wird an warmem Orte zur Lösung gebracht und im Töpfchen aufbewahrt.

Zu beiden Seiten des Ober- und Unterschenkels wird darauf ein Barchent- oder Flanellstreifen derart aufgeklebt, daß in der Sohlengegend eine Schlinge von etwa 30 cm Länge bestehen bleibt. Mit Mull- oder Papierbinden werden die Streifen gleichmäßig angewickelt, worauf Sie in die Schlinge greifen und den Zug an ihr ausüben können. Ein quergestelltes Brettchen leistet dabei gute Dienste, da es die beim Verbinden in der Knöchelgegend hindernden Zügel auseinanderspreizt. Dieses Brettchen wiederum kann mit Riemen an einem Leibgurt, den die Schwester sich umschnallt, befestigt werden; der Zug wird durch das Körpergewicht bewirkt, während die Hände für andere Tätigkeit freibleiben.

Schienenverbände werden oft vom Hilfspersonal vorbereitet. Bei fertigen Schienen hat man die passende Größe nach Angaben des Arztes herauszusuchen. Handelt es sich um Bandeisenschienen, so können sie bis auf den Zentimeter genau nach Länge und Breite bestimmt werden. Häufig werden zwei Schienen senkrecht miteinander verbunden. Wir legen ihre Enden kreuzweise aufeinander, so daß sie sich gegenseitig ein wenig überragen. Mit einigen Mulltouren, welche hin und her die Nischen überkreuzen, werden sie vereinigt. Darauf werden 2—3 Lagen Watte oder Zellstoff aufgelegt und Schiene und Polsterung mittels elastischer Binden festgewickelt.

Es ist zu vermeiden, daß der Verband schnürt, was am Blauwerden und Anschwellen der Finger- oder Zehenspitzen erkannt wird. Aus diesem Grunde sollten die peripheren Gliedenden stets sichtbar freiliegen. Treten trotz aller Sorgfalt die genannten Symptome auf, so muß der Verband frisch gewickelt werden.

11. Vorlesung.

Die Gipstechnik.

Unter dem Namen des schwefelsauren Kalkes kommt der *Gips* als Mineral vor. Sein Molekül, das die chemische Formel $CaSO_4$ besitzt, kristallisiert nach Aufnahme zweier Wassermoleküle. So findet man ihn in der Natur, z. B. im südlichen Harz, wo er sich zu gewaltigen Felsmassen türmt. Durch Erhitzen wird der Kristall gesprengt, das Wasser entweicht, und zurück bleibt ein weißes Pulver, der gebrannte Gips, welchen wir zur Herstellung unserer Verbände benützen. Er hat die Eigentümlichkeit, bei Gelegenheit das verlorene Wasser wieder an sich zu reißen und zum festen Gefüge zu erstarren, aus dem er entstanden. Er kehrt in seine Kristallform zurück.

Wir haben uns das Hartwerdem des Gipsbreis als rein chemischen Vorgang zu denken. Die Feuchtigkeit, welche nach dem Erhärten dem Verband noch innewohnt, wird durch Wasserüberschuß hervorgerufen und muß durch Ausdunsten verschwinden.

Die Zeit des Trocknens kann, da es sich um einen physikalischen Prozeß handelt, durch Hitze und Luftstrom verkürzt werden.

In einem trockenen Raum wird der gebrannte Gips aufbewahrt, am besten in größeren, mit Deckel versehenen Truhen aus Holz, in Tontöpfen oder guten Säcken. Diese Vorsichtsmaßregel benötigen wir, da sich sonst das pulverisierte Mineral mit Feuchtigkeit aus der Luft sättigt, krümelig und unbrauchbar wird.

Ein Eimer beherbergt den momentanen Bedarf des Gipszimmers.

Große Rollen von Mullstoff, der mit Stärke imprägniert sein kann, werden durch lange Messer in Binden verschiedenster Breite geschnitten. Mit entrolltem Anfangsteil wird die Binde auf einen Tisch neben einen Gipshaufen gelegt, worauf das weiße Pulver von Hand oder mit einem flachen Brettchen über die Gaze verteilt, in sie eingerieben wird. Eine gleichmäßige, nicht zu dicke Schicht soll zwischen ihren Maschen Platz finden und das Gewebe verdecken. Es ist leicht einzusehen, daß nur engmaschiger Stoff den Gips zu halten vermag, während er durch grobere Lücken ausfallen würde. Der mit Gips versehene Teil der Binde wird fortwährend locker aufgewickelt. Ein Scherenschnitt bemißt die richtige Länge, deren ungefähre Maße Sie aus der Tabelle entnehmen können[1].

Damit die ausfasernden Fäden während des späteren Gebrauchs nicht stören können, werden sie durch Einkerben beider Bindenseiten zerschnitten.

Von jeder Sorte müssen Sie sich einen Vorrat bereitstellen, der dem Tagesverbrauch entsprechen dürfte. Daneben werden noch sogenannte „Platten" (Longetten) verwendet, die aus mehreren Lagen von Gipsmull in verschiedenen Längen und Breiten 8—16fach zusammengelegt und zur Verstärkung besonders gefährdeter Stellen in den Verband eingefügt werden.

Bindenbreite in cm	5	8	10	12	15	20
Bindenlänge in m	1—2	2	2—3	3	3	3

Für besondere Zwecke (Fingerverbände, Säuglingsfüße usw.) kommen noch Bindchen von 2—3 cm Breite und 40—60 cm Länge zur Anwendung.

Plattenbreite in cm	10	15	20
Plattenlänge in cm	40—50	50, 60, 70	70, 80, 90
Anzahl der Gazelagen	8—10	12—16	16

[1] Es wurden verschiedene Wickelmaschinen für Gipsbinden erfunden, die sich alle des gleichen Prinzips bedienen, das Pulver durch einen Schlitz auf die vorbeirollende Binde fallen zu lassen. Alle haben daher auch den gleichen Nachteil: der Gips wird nicht eingerieben, sondern sitzt locker auf und kann vom Wasser weggeschwemmt werden. Aus diesem Grunde empfiehlt es sich, die Mühe nicht zu scheuen und Handarbeit zu liefern, die nach einiger Übung rasch und einfach zu bewältigen ist.

Richtig gearbeitete Binden verlieren beim Anfassen ihren Inhalt nicht. Dagegen gibt ihre Herstellung zu mehr oder weniger starker Staubentwicklung Anlaß.

Es dürfte empfehlenwert sein, während der Tätigkeit Hauben oder Kopftücher zu tragen. Sollten die Binden nicht sogleich verbraucht werden, so kann man sie in schließbaren Büchsen, verdeckelten Tongefäßen oder Kisten aufbewahren und vor Feuchtigkeit schützen.

Um dem Gips die Möglichkeit zu geben, das Kristallwasser wieder in sein chemisches Gefüge einzubauen, werden die Binden unmittelbar vor ihrer Verwendung in heißes Wasser gelegt. Je wärmer es ist, desto rascher kommen sie zum Erstarren. Ruhig läßt man sie untertauchen. Nach 1—3 Minuten — die Zeit ändert sich je nach Qualität und Temperatur — steigen keine Luftblasen mehr hoch. Vorsichtiges Betasten trifft auf einen gewissen derben Widerstand. Jetzt dürfen sie herausgehoben und über einem bereitgestellten Becken ganz leicht ausgequetscht werden. Am besten läßt man sie einfach abtropfen. Wir wollen überschüssiges Wasser, nicht aber den breiigen Gips entfernen. In diesem Zustand gelangen sie mit entrolltem Anfangsteil in die Hand des Arztes. Damit seine Arbeit keinen Unterbruch erleide, muß für den Nachschub gesorgt sein. Vorteilhaft ist es, wenn Sie gleich zu Beginn zwei Binden einlegen, nach Abgabe der ersten eine dritte, nach der nächsten eine vierte folgen lassen, so daß ständig ein Paar im Wasser liegt. Ich rate Ihnen auch, sich nach einiger Zeit zu erkundigen, wieviel im ganzen noch benötigt würden. Über die zu wählende Größe vermag sich der Gehilfe recht bald ein eigenes Urteil zu bilden. Einige kurze Angaben sollen als Fingerzeig gelten.

5—8-cm-Binden: Unterschenkel und Fuß kleiner Kinder bis etwa zu 3 Jahren. Vorderarm von Kindern.

10—12-cm-Binden: Ganze Beinverbände von Kindern bis zu etwa 6 Jahren. Vorderarm von Erwachsenen. Schiefhalsverbände.

15-cm-Binden: Hüftgegend, Oberschenkel und Rumpf von Kindern; Füße, Unterschenkel und Arme Erwachsener. Kleine und mittlere Gipsbetten; Abgüsse von Gliedern.

20-cm-Binden: Große Gipskorsetts und Gipsbetten; Hüft-, Beinverbände bei Erwachsenen.

Selbstverständlich werden die verschiedenen Sorten auch kombiniert.

Es liegt in der Natur der Sache, daß das Wasser durch die Benützung abnimmt, kälter und von ausfallendem Gipsbrei getrübt wird. Es muß daher rechtzeitig erneuert werden. Wenn man sich zu Anfang ein zweites Becken bereitstellt, entgeht man unliebsamen Verzögerungen.

Schon nach einigen Minuten setzt der Prozeß des Erstarrens ein. Der Verband scheint zu dampfen, da die Umkristallisierung unter Wärmeentwicklung vor sich geht. Bald umschließt eine feste Hülse das Glied und hält es unbeweglich gefangen. Noch ist sie nicht trocken und spröde. Überflüssiges Wasser gibt ihr eine gewisse Weichheit, so daß wir imstande sind, das Material mit kräftigem Messer zu bearbeiten. Später verdunstet die Feuchtigkeit und der Gips wird klingend hart wie Glas.

Sehr häufig verwenden die Ärzte, um den Vorgang der Erstarrung zu beschleunigen, Alaun, das dem warmem Wasser zugesetzt wird, in der Menge einer Faustvoll auf eine Waschschüssel. Geschickten Händen ist schnelles Arbeiten meist erwünscht. Doch kommen ab und zu Fälle vor, wo genaue Anpassung ein langsameres Erstarren verlangt; kritiklose Verwendung von Alaun kann sich daher rächen.

Um den Verband nicht zu schwer zu machen, bedienen wir uns gewisser Verstärkungsmittel, die den Gips armieren, wie etwa der Baumeister seine Zementmasse durch Einlagen von Drähten, Eisenstäben verstärkt. Wir benötigen dünne Blechstreifen oder am besten Schusterspan- oder Pappstreifen von 3—4 cm Breite und beliebiger Länge, die durch vorheriges Wässern weich gemacht, den Verbandformen exakt angepaßt und von Gipsbinden festgehalten und überdeckt werden. Man achte darauf, daß die Armierung in den drei senkrecht aufeinander stehenden Ebenen erfolge, da sie dann am sichersten wirkt.

Die ganze Aufgabe erscheint Ihnen sicherlich einfach und leicht. Sie werden — vielleicht mit Enttäuschung — sehen, daß auch sie gelernt sein will. An Hand einiger Mißerfolge und Fehler will ich darum deren häufigste Ursache besprechen.

Sie können die Binden zu feucht abliefern, so daß der milchige Brei durch die Finger rinnt und nur die Stärkegaze zurückbleibt. Gewöhnlich wurde sie dann im Wasser unachtsam geknetet und gewälzt, oder sie lag zu kurze Zeit darin, so daß der Gips seine Umwandlung noch nicht einleiten konnte. Als matschiges Bündel kommt die Binde zum Vorschein; durch ungeschicktes Halten gleitet das Innere heraus wie die Züge aus einem Fernrohr; es bildet sich eine „Wurst", die sich auf keinen Fall mehr entwirren läßt. Die Binde wird unbrauchbar. Umgekehrt findet sich oft ihr Herz noch gar nicht durchfeuchtet, während die Außenteile vorzüglich schienen. Plötzlich zeigen sich Stellen, wo der Gips bröckelig, später noch vollständig pulverig ist. Sehen Sie Ihr Einlegewasser nach! Vielleicht ist es schon zu sehr mit Gips gesättigt und gleicht einer dicken Sahne. Dann vermag die Feuchtigkeit nur in die obersten Schichten zu dringen und läßt die Tiefe trocken. Ist das nicht der Fall, so hatten Sie die Binde zu fest gewickelt; wie ein schützender Panzer lagen die äußeren Touren um den Kern, ein Fehler, der zu umgehen war. Besonders in den regnerischen Herbst- und Frühjahrsmonaten kommt es vor, daß der Verband scheinbar zeitig erstarrt, trotzdem nicht vollständig erhärtet. Er bricht da und dort ein, läßt sich nach Stunden noch eindrücken, fühlt sich naß und schmierig an. Die Schuld liegt am hohen Feuchtigkeitsgehalt der Luft, aus welcher der Gips schon im Vorratsraum den Wasserdampf anzieht. Wer für guten

Verschluß der Aufbewahrungsgefäße sorgt, kann gewissermaßen auch über die Ungunst des Wetters Herr werden. Solch vorzeitige Wasseraufnahme sieht man dem Pulver an. Es ist grau, krümelig, fast möchte man sagen schimmlig. Anders liefert oft das wundervollste Gipsmehl schlechte Verbände, die unter den Händen zerbröckeln, keinen Zusammenhalt kriegen und meist ganz unbrauchbar sind. Gewöhnlich handelt es sich um „totgebrannten" Gips, der durch allzu hohe Erhitzung seiner Kristallisierungsfähigkeit beraubt worden.

Selten wird der Gipsverband auf die Haut gelegt. Ein Polster lindert seinen direkten Druck. Wir polstern mit Watte, Zellstoff und Filz, die wir mittels Mull- oder Papierbinden am Körper befestigen. Beim Umlegen der Gipsbinden muß vor allem auf gleichmäßiges, möglichst faltenloses Anschmiegen gesehen werden, ebenso auf ein Wickeln ohne einschneidenden Zug oder Druck. Halten Sie sich stets vor Augen, daß der Gips, so wie er liegt, erstarrt; daß eingeschnürte Falten und eingebohrte Dellen bestehen bleiben und dauernd auf die Unterlage pressen. Wie leicht können Blutstauungen oder Druckgeschwüre entstehen, die nachträglich schwer zuheilen und lange noch als Zeichen stummen Vorwurfs aufzufassen sind! Durch leichtes Streichen mit der flachen Hand lassen sich Unebenheiten glätten.

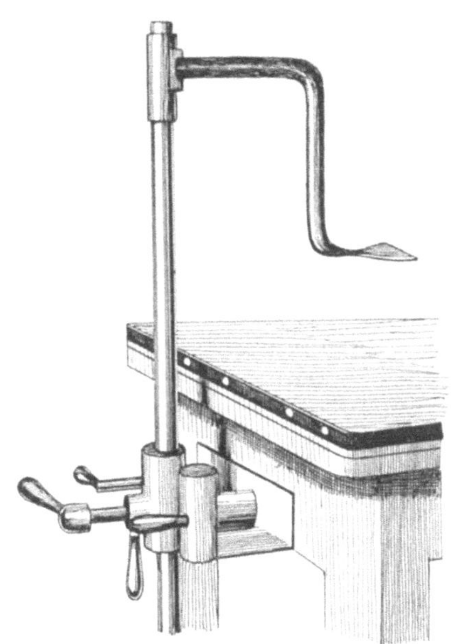

Abb. 55. Beckenstütze nach Gocht.

Ebenso haben Sie mit der Hohlhand das Glied zu unterstützen, wenn Ihnen die verantwortungsvolle und schwere Aufgabe zufällt, für seine Ruhigstellung zu sorgen. Das richtige Halten erfordert strenge Aufmerksamkeit; beständig muß man die als richtig angegebene Lage kontrollieren.

Damit ein Bein in breiter Ausdehnung zugänglich sei, heben wir den Kranken auf die Beckenstütze. Eine am Tisch befestigte, auf- und abwärts verschiebliche Eisenstange trägt an einem senkrecht aus ihr abzweigenden Ast einen herz- oder schalenförmigen Griff. Auf ihn kommt das Kreuz des Patienten, somit fast das ganze Rumpfgewicht zu liegen, während der obere Teil des Rückens auf einem harten Kissen ruht, die Beine von Hilfspersonen in der Luft schwebend erhalten werden. Die Stütze ist so gearbeitet, daß sie mit eingegipst und nachher von der Tragstange gelöst werden kann. Bevor man den Kranken lagert, muß das Metall zur Vermeidung schmerzhaften Druckes in der Kreuzbein- und Dammgegend mit Watte reichlich gepolstert werden. Die zu verbindende Extremität wird mit den Fingern beider Hände von oben kräftig an den Zehen gefaßt. An ihnen hängt die ganze Last. Vorsichtigerweise wird man daher bei größeren Patienten, sobald es der Platz erlaubt, mit einer Hand die Ferse unterstützen, um ein Abrutschen der haltenden Finger zu vermeiden. Die Normalstellung eines Beines ist stets die Standstellung. Wie beim Stehen muß die Sohle senkrecht zur Längsachse gerichtet werden; das Knie soll gerade, aber nicht zu stark durchgedrückt im Verband liegen. Der Fuß, welcher wie ein Zeiger die Drehung der Hüfte angibt, soll nach vorn sehen, die Mitte zwischen Außen- und Innenrotation andeuten. Abweichungen von dieser Regel kommen natürlich häufig vor. Sie werden vom Arzte zu bestimmen sein und von Fall zu Fall angegeben.

Nicht selten ist es notwendig, einen Zug am Bein auszuüben, den wir, wie früher besprochen, anlegen können. Die Extensionsstreifen finden ihren Halt im Gips.

Spezielles.

Zwei Gebilde sind es vor allem, deren Herstellung genauer besprochen werden soll, da sie nicht von einer Person angefertigt werden können, sondern immer die Hilfe einer selbständigen Assistenz in Anspruch nehmen: das Gipsbett und das Korsett. Damit ergibt sich ein Anlaß, tiefer in die Geheimnisse der Technik einzudringen.

Unter einem Gipsbett verstehen wir den genauen Abguß von Rücken und Hinterhaupt, der zur Schale erstarrt und mit Polsterung versehen dem Kranken als Lager dient. Der Patient wird in Bauchlage auf einen Tisch gelegt, daß der Kopf über den Rand frei vorragt. Er wird von einer gegenübersitzenden Schwester zu beiden Seiten gestützt. Ein Gazeschleier, der in der Gegend der Achselhöhle und des Halses etwas eingeschnitten wird, verhüllt die Haut vom Scheitel bis zum Gesäß. Papierbinden leiten den gleichen Dienst. Lange Haare sind in der Mitte sorgfältig zu scheiteln und vor dem Kinn zu knoten, damit die Kopfform sich rein ausprägen kann. Viele Ärzte brauchen Trikot oder einen anderen Stoff, der sich ohne starke Faltenbildung dem Relief des Rumpfes anschmiegt. Je nach der Größe des Patienten beginnen wir mit zwei oder drei Platten, welche die ganze Länge vom Kopf bis zu den Oberschenkeln decken. Sie kommen so zu liegen, daß eine in der Mitte, die beiden andern links und rechts zur Seite verlaufen, oder daß letztere sich in der Dornfortsatzlinie treffen und somit eine dritte überflüssig machen. Unter gleitendem Streichen werden sie den Erhöhungen und Vertiefungen anmodelliert. Es folgen Binden — zwei bis drei an der Zahl —, welche im Zickzack quer von unten nach oben über die erste Gipslage gespannt werden. Damit das Bett später nicht zu niedrige Ränder erhalte, ist darauf zu achten, daß die Binden den Brustkorb bis in die vordere Achsellinie umfassen. Exakt sind Schädelrundung und Hals herauszuarbeiten. Bei Erwachsenen tut man gut, nochmals 2—3 Platten und 1—2 Binden in derselben Reihenfolge aufzulegen. Inzwischen ist die Lade so weit erstarrt, daß wir sie abheben können. Der Abguß bildet ein genaues Negativ. Zum Trocknen legen wir die mit Namen und Datum versehene Gipsschale beiseite, um sie später fertigzustellen. Dazu braucht es keiner orthopädischen Werkstätte. Durch Geradeschneiden der Ränder, durch Aufkleben von Filz-, Watte- oder Zellstofflagen, durch Überziehen und Vernähen eines Trikotschlauches können Sie selbst ein brauchbares Bett herrichten.

Ähnlich wie Gipsbetten werden schalenartige Gipsschienen und Gipsladen angefertigt, die zur Ruhigstellung von Gelenken Verwendung finden und mit breiten Trikotbinden angewickelt werden. Man legt dazu die Kranken auf den Bauch und sucht die Gliedmaßen ungezwungen so zu lagern, wie der Arzt die Stellung wünscht. Nach sorgfältiger Polsterung werden die Gipslagen aufgetragen, und nach Erhärten kann die Schale als Ganzes abgehoben und mit Trikotschlauch garniert werden.

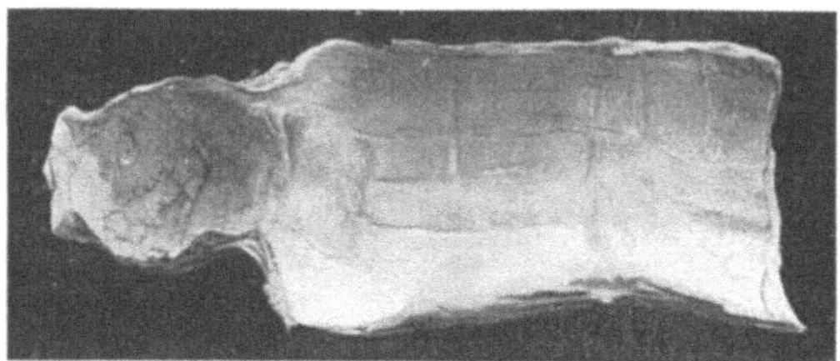

Abb. 56. Gipsbett im rohen Zustand, unbeschnitten und ohne Polsterung.

Die Herstellung eines Gipskorsetts geht auf folgende Weise vor sich: Es wird als zirkulärer Verband des Rumpfes, eventuell Kopfes unter leichter Extension im Sitzen oder Stehen angefertigt. Eine Schlinge, wie sie in Abb. 33 zu sehen, umfaßt Hinterhaupt und Unterkiefer, der durch einen, seiner Kontur folgenden Filzstreifen gegen Druck besonders geschützt sein muß. Art, Richtung und Stärke des Zuges bestimmt in allen Fällen der Arzt. Befindet sich der Patient in richtiger Stellung, so wird die Polsterung mit Watte oder Zellstoff vorgenommen. Zu diesem Zwecke bestreichen wir den Körper mit der Klebelösung. Vielerorts wird die Haut mit einem Trikotschlauch überzogen. Das Korsett erhält dadurch eine weiche und glatte Innenwand. Die Wattestreifen kommen in diesem Fall in nicht zu dicker Schicht auf das Leibchen zu liegen. Mit Mull- oder Papierbinden läßt sich dieser Unterbau befestigen und allseitig gleichmäßig anpressen. Besondere Sorgfalt verlangt das Polster in der Gegend von Hinterhaupt, Ohr und Kinn, da diese Stellen beim Nachlassen der Extension starkem Druck ausgesetzt sind. Jetzt folgen die Gipsbinden, welche lose vom Gesäß nach aufwärts gewickelt werden. Eine „Rückenplatte“, die vom Scheitel bis zum Steißbein, eine „Bauchplatte“ von der Drosselgrube bis zur Schamfuge, sowie zwei „Seitenplatten“ genügen meist zur Verstärkung. Letztere werden an einer Schmalseite eingeschnitten, so daß zwei Lappen entstehen, die von der Achselhöhle nach oben um die Schulter geschlagen werden, sich kreuzen und gegen den Hals zu auslaufen. Diese Verstärkungsstücke müssen, nachdem sie gut angeschmiegt und besonders in der Gegend der tragenden Darmbeinkämme der Taille anmodelliert wurden, von mehreren Bindenlagen bedeckt werden. In der Kopfregion können an Stelle der Kreiswickelungen besonders am Hinterhaupt Pendeltouren eingeschaltet werden, indem man die Binde von einem Ohr zum andern hin und her gehen läßt. Je nach Größe des Patienten verbrauchen wir neben den Verstärkungsschichten 8 bis 12 Binden. Wenn der Gips erhärtet ist, dürfen wir den Extensionszug langsam nachlassen. Der rohe Verband ist fertig.

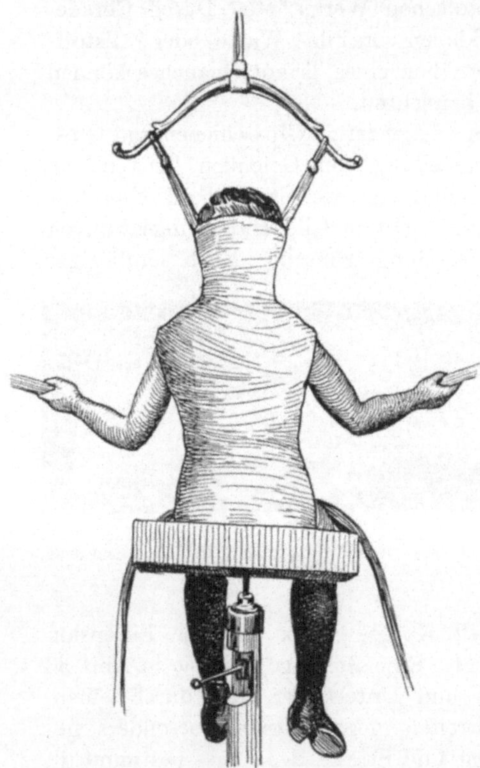

Abb. 57. Extensionsgipskorsett für einen Skoliotiker.

Damit ist Ihre Arbeit nicht getan. Jetzt wird der Patient erst Ihrer Fürsorge und Obhut übergeben. Sie haben die letzte Hand anzulegen, um das Tragen der Verbände möglichst angenehm, ihr Äußeres möglichst hübsch zu gestalten. Mit einem feuchten Lappen vermögen Sie die Oberfläche zu glätten, dem Gips einen matten Glanz zu verleihen. Kleine Unebenheiten können durch Aufstreichen von Gipsbrei ausgebessert werden. (Dagegen macht solch oberflächliches Verkleistern einen schwachen Verband nie kräftig!) Mit einem frisch auf Sandstein geschärften, festgriffigen Messer vollenden Sie das Werk durch Abschneiden überschüssiger Partien. Am besten zeichnen Sie sich die Konturen erst mit Blaustift auf dem Verbande ein, um nachher mit langen, gleichmäßigen Zügen die starre, aber noch gut schneidbare Gipsschicht bis aufs Polster zu durchtrennen.

Dies Ausschneiden der Verbände bezweckt das Freilegen der unteren Leibesöffnungen, das Ausschalten reibender Randstellen, das Entlasten funktionsfähiger Gelenke. Sehr sorgfältig müssen Sie vorgehen, sich jeden Fall vor der Tat überlegen. Was weggeschnitten, kann nicht mehr angepappt werden, und wo Sie etwas versäumen, treten leicht Druckgeschwüre auf, oder der Gips wird von Urin durchtränkt, bröcklig, übelriechend und früh unbrauchbar. Nach dem Ausschneiden entfernen Sie überschüssige Polsterwatte mit der Schere den Rändern entlang und fassen sie an besonders exponierten Stellen mit einer Stärkebinde ein.

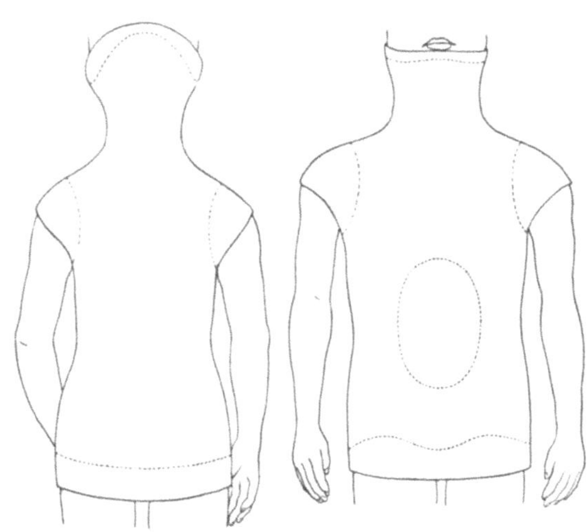

Abb. 58. Abb. 59.
Vorlagen zum Ausschneiden des Gipskorsettes. (Punktierte Linien.)

Einige Schemen sollen als Anhaltspunkte dienen für die Art des Vorgehens. Als typische Verbände kommen in Betracht das Korsett, der Beckenbeingips und der Spreizverband bei Hüftgelenksverrenkungen. In Anlehnung an die Prinzipien wird es Ihnen nicht schwer fallen, auch andere Verbände kunstgerecht auszuschneiden.

Abb. 58 u. 59 zeigen, daß es beim Korsett darauf ankommt, den Verband über dem Gesäß, sowie vorn in der Leistenbeuge so weit zu entfernen, daß ein bequemes Sitzen ermöglicht wird. Die vordere untere

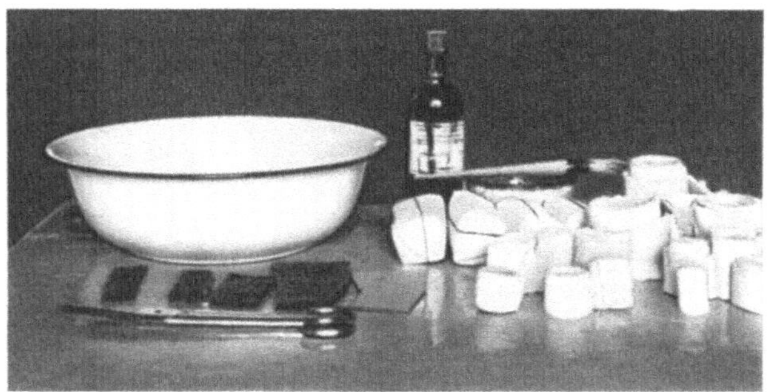

Abb. 60. Vorbereitung für einen Klumpfußgipsverband. (Wasserbecken, Klebelösung mit Pinsel, Barchent- und Watterollen, Gipsbinden, Sohlenbrettchen mit Filzpolstern, Schere.)

Begrenzungslinie zeigt daher die Form eines antiken Bogens. In seine Kurven legt sich beim Sitzen der Muskelwulst des gebeugten Oberschenkels. Der Gipsrand darf weder drücken noch kneifen. Seitlich umfaßt das Korsett breit die Darmbeinkämme bis beinahe zu den Rollhügeln hinab. Dadurch stützt sich der Panzer auf ein knöchernes Widerlager und vermag durch Gegendruck am Schädel die Wirbelsäule zu extendieren. Das unbehinderte Gehen verlangt die Freiheit der Hüfte. Hinten folgt die Grenzlinie einer Geraden, welche durch das obere Ende der Gesäßspalte ungefähr festgelegt wird. Sehr wichtig erscheint mir die Entfernung reibender Ränder in der Achselhöhle. Der Patient soll nicht im Korsett hängen. Ein Durchscheuern der Haut wäre unausbleiblich. Die Funktionen des Schultergelenks sollen in keiner Weise gestört werden, weshalb auch die epaulettenartigen Vorsprünge abgetragen werden müssen. Am Kopfe ist der Mund vollkommen freizulegen. Der Gips wird in einer Entfernung von 1—2 cm dem unteren Lippenrot folgen, zu beiden Seiten die Ohren in kleinen Bogen umgehen und hinten bis etwa zur halben Schädelhöhe aufsteigen. Auf diese Weise werden die Unterstützungspunkte geschont und doch die Unannehmlichkeiten des Tragens gemildert. Da

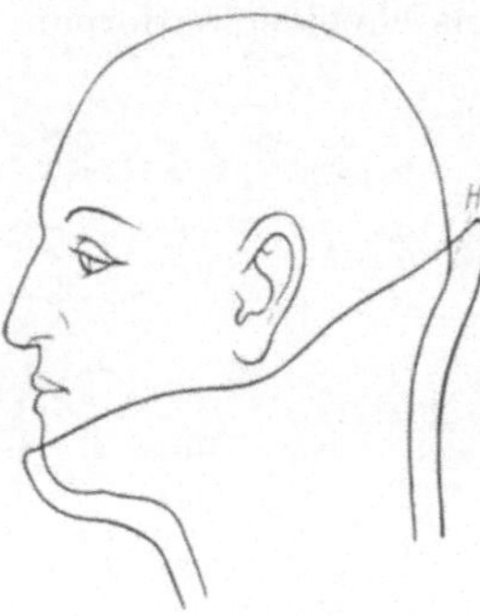

Abb. 61. Umrißlinien des Gipskorsettes am Kopf. (H = Hinterhaupthöcker.)

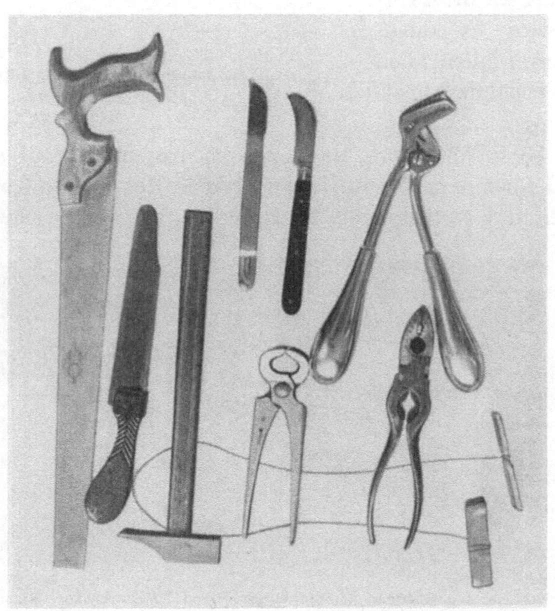
Abb. 62. Werkzeuge für das Gipszimmer.

vorderhand der ganze Rumpf von starren Wänden umschlossen wird, bleiben für seine Erweiterung nur die schmalen Polsterräume übrig. Aus diesem Grunde haben wir die Watteunterlage nicht zu dünn bemessen, den Bauch sogar mit einer Doppelschicht versehen. Immerhin würden auch diese Vorsichtsmaßregeln nicht genügen, der Nahrungsaufnahme folgende Magenstörungen in jedem Falle zu verhindern. Wir sind gezwungen, ein Ventil zu schaffen, indem wir ein mehr oder weniger großes rundes oder ovales Loch aus der Bauchseite des Korsetts ausschneiden. Es kann soweit gemacht werden, als es die Festigkeit des Apparates gestattet.

Am Beckenbeinverband kann das gleiche Prinzip zur Geltung gelangen, indem die vordere obere Umrandung halbmondförmig bis unter den Nabel ausgebuchtet wird. Es ist dabei zu beachten, daß die Darmbeinkämme gut gefaßt bleiben, da ihr Einschluß die Ruhigstellung des Beckens gewährleistet. Die Geschlechtsorgane sowie der After werden so weit freigelegt, daß die Entleerungen ohne Gefahr, den Verband zu beschmutzen, vor sich gehen können, daß gründliche Reinhaltung dieser Gegenden nicht zu schwer fällt. Doch hüten Sie sich, am Übergang von Bein- zu Beckenteil vorn viel zu entfernen! Der Verband könnte in der Richtung der Leistenbeuge einbrechen. Hinten darf der Ausschnitt bis zur Höhe des Steißbeins reichen. Am Fuße werden die Zehenrücken aufgedeckt, während die Gipssohle sie etwas überragen soll. Dadurch schützen wir sie vor dem direkten Drucke der Bettdecke und lassen ihnen einen gewissen Halt.

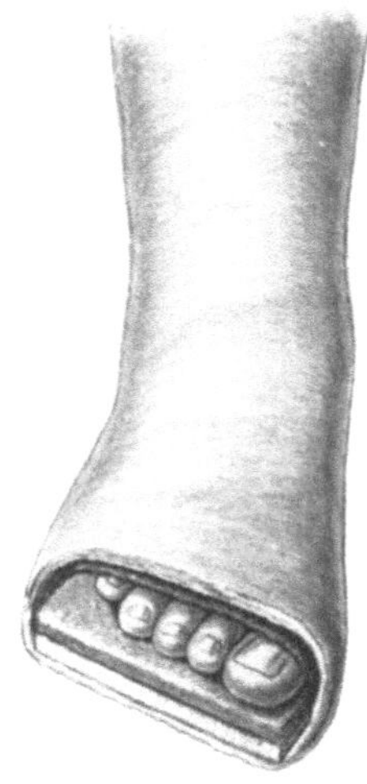
Abb. 63. Fußgipsverband.

Ähnlich wie bei diesem Verbande geht man vor bei den typischen Spreizgipsen nach Einrichtung angeborener Hüftgelenksverrenkungen. Während bei einseitigen Verbänden die Rumpfumkleidung bis um den

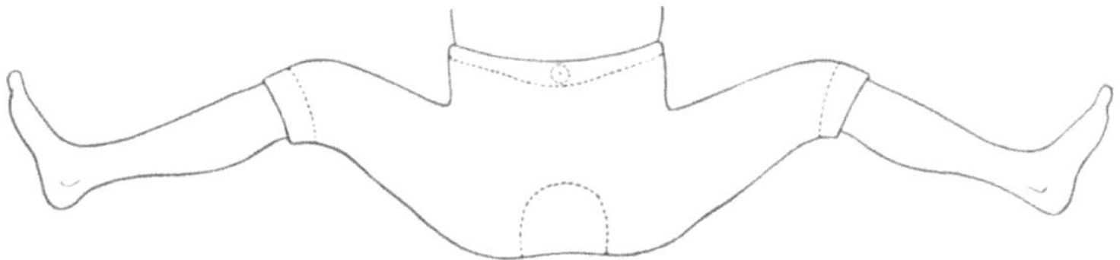
Abb. 64. Hüftgipsverband bei Hüftluxation. (Punktierte Partien werden abgeschnitten.)

Rippenrand greift, daher meist ein „Magenloch“ benötigt, darf sie bei doppelseitigen bis auf Nabelhöhe verkürzt werden; der Gips findet in sich selbst Halt und Gegenhalt. Die Leibesöffnungen sind wie besprochen freizulegen. An den Knien ist der Schnitt so zu führen, daß die Kehle auch beim Beugen nirgends gequetscht wird. (S. auch Abb. 47 und 48.)

Diademverbände, wie sie bei Schiefhälsen Verwendung finden, erhalten kleine Öffnungen für die Ohrgänge, da sie sonst häufig zu Ausflüssen Veranlassung geben. Suchen Sie aber, meine Damen, erst genau die Lage des Ohres zu bestimmen, entweder am Kinde selbst oder an einer Kontrollperson! Dann erst zeichnen Sie die Umrißlinie des zu entfernenden Stückes auf. So werden Sie großen Enttäuschungen aus dem Wege gehen; denn es ist sehr schwer, genaue Ortsbestimmungen unter dem verhüllenden Verbande vorzunehmen. Und wenn Sie erst fehlgetroffen haben, können Sie durch Suchen, Vergrößern des Loches leicht die mühevolle Arbeit des Arztes zerstören. Über den Verband am Fuße geben Ihnen die Abbildungen 60 und 63 Aufschluß.

Bei ruhigstellenden Verbänden des Handgelenks kommt es oft vor, daß die Finger ihre Beweglichkeit behalten sollen. Die Mittelhandfingergelenke sitzen aber nicht da, wo die Finger äußerlich zu beginnen scheinen, sondern auf der Höhe der obersten Hautfurche in der Hohlhand. Bis dahin muß auch der Gips zurückgeschnitten werden, falls der Faustschluß gewährleistet sein soll.

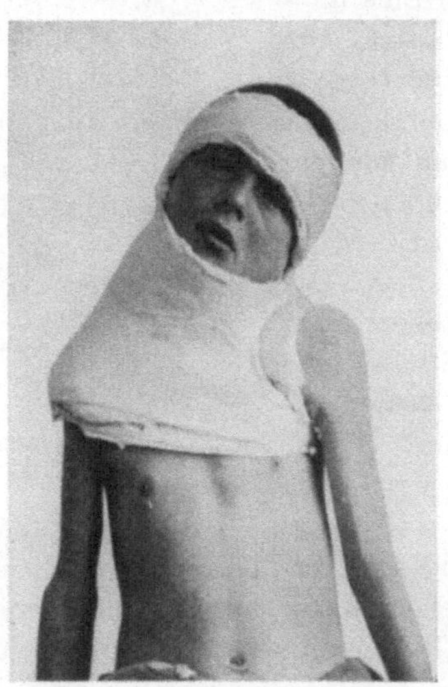

Abb. 65. Schiefhalsgipsverband.

Der Verband ist fertig und soll sich im Krankenzimmer bewähren. Leider widersteht er nicht immer dem Andrang von Feuchtigkeit, der Schwere und den Bewegungen des Kranken. Mancherlei Mittel wurden ersonnen, diesen Übelständen entgegenzuwirken. Man kann die Oberfläche mit Wasserglas oder Schellacklösung imprägnieren; man kann Fußverbände kleiner Kinder in Säckchen von undurchlässigem Stoff stecken; man kann den Gipsverband während seiner Herstellung stärken durch Einfügen schmaler Bandeisen- oder Schusterspanstreifen, die man vorher den Formen genau anbiegt. Doch all diese Mittel genügen nicht, wenn die Wartung der Kranken zu wünschen übrig läßt; umgekehrt sind sie zum Teil entbehrlich, wenn die Pflege ihr Bestes leistet.

Um die Verbände im praktischen Leben zu beobachten, wollen wir uns auf eine der Krankenstationen begeben.

Was Ihnen zuerst auffällt, ist sicherlich der Umstand, daß viele Verbände offen zu Tage liegen. Unter dem Linnen kann die letzte Feuchtigkeit nicht verdunsten; der Gips fängt an zu bröckeln, oder er bricht unvermutet bei einer brüsken Wendung ein. Kinder in ihren Korsetten gehen — nur mit Hose oder Rock und Trikotärmeln bekleidet — herum und machen im Gips die vorgeschriebenen Übungen. So oft die Patienten daran denken, müssen sie versuchen, das Kinn von der Halskrause zu heben, den Kopf in die Höhe zu schieben, sich zu recken, als wollten sie der oberen Öffnung des Verbandes entschlüpfen. Dadurch werden die Strecker des Rückens, die Träger des Schulterblattes, die Kopfnicker u. a. zur Tätigkeit gebracht. Die Polsterung schafft genügend Spielraum auch für eine regelrechte Gymnastik, die sich einfacher Freiübungen bedient.

Wie sich eine Sauberhaltung des Verbandes nach Hüftgelenkseinrenkung durchführen läßt, zeigen Ihnen die Abb. 47 u. 48. Der Ausschnitt im Keilkissen dient zum Einschieben eines Urinbeckens.

Doch treten wir zum nächsten Patienten! Beide Beine sind in Spreizstellung eingegipst. Es handelt sich um einen Rachitiker, dessen Schenkelhälse O-förmig verbogen waren. Die weit auseinander gedrängten Beine nehmen die ganze Breite der Matratze ein. Ein umgipster Querstab geht von Knie zu Knie und verstärkt den Verband, hält ihn in sich zusammen. Solche Stäbe werden wir überall bei derartigen Verbänden finden. Sie bestehen aus Bandeisen oder Holz, das stets im Gipszimmer vorhanden sein muß. Mittels einer Säge oder einer Blechschere werden sie von Fall zu Fall in passender Länge geschnitten, an ihren Enden abgebogen, mit einer Gipsbinde umwickelt und an geeigneter Stelle befestigt. Sie sind auch für die Pflege sehr praktisch, da sie gestatten, den Kranken leicht zu heben und zu transportieren.

Bei allen neuen zirkulären Verbänden möchte ich Sie ermahnen, nach 1—2 Stunden die peripheren Körperteile zu kontrollieren. Stets wird sie der Arzt, wenn es irgendwie möglich ist, freilassen. Soweit es angängig, müssen Zehen und Finger durch Ausschneiden bloßgelegt werden. Auf ihre Farbe, ihre Temperatur und Beweglichkeit haben Sie besonders aufzupassen. Eine blaßrosa Tönung, ohne Beimischung von Blau, ist normal. Bei Säuglingen kann sie stärker gerötet sein. Sobald ein Stich ins Bläuliche dazutritt, hat man mit der Gefahr einer Stauung zu rechnen. Sie ist manifest, wenn die Zehen blau, dick aussehen, sich kühl anfühlen. In diesem Falle ist der Verband an irgendeiner Stelle zu straff gespannt; er schnürt den venösen Rückfluß des Blutes ab und verursacht, da die Zufuhr nicht gehemmt ist, die Anstauung von Flüssigkeit. Nach und nach kann die Schwellung stärker werden, so daß auch der arterielle Strom aufhört. Die Ernährung der befallenen Partien leidet so, daß sie absterben und zugrunde gehen können. Wenn Sie etwas derartiges merken, rate ich Ihnen, den Arzt sofort zu benachrichtigen, im Notfall aber selbst zu helfen. Mit einem Messerschnitt können Sie den Verband über dem Fußrücken spalten, die tieferen Gazetouren lockern und die Strangulation aufheben. Hilft es nicht, so schneiden Sie beherzt den ganzen Verband in der Längsrichtung auf, spreizen Sie ein wenig den Spalt und beobachten Sie die Wirkung Ihres Vorgehens. Hat sich nach 20 Minuten nichts verändert, so liegt die Ursache in zu straffer Polsterung. Von oben bis unten muß sie ebenfalls durchtrennt werden, so daß Sie überall bis auf die Haut dringen mit Ihrer Schere. Dabei haben Sie Rücksicht zu nehmen auf etwaige Operationswunden, Fisteln, Geschwüre, die Sie aber in jedem Fall durch Verlegung der Schnittführung umgehen können. War die Stauung durch den Verband bedingt, so wird sie jetzt sicher zurückgehen. Schlimmer scheint mir der Zustand, wenn die Zehen keine Farbe annehmen wollen, wenn sie kalt und wachsartig wie die Zehen eines Toten weder Bewegung noch Gefühl aufweisen. Schon ein einziges dieser Symptome ist bedenklich; wo sie zusammentreffen, muß die Schlagader irgendwo abgeschnürt sein. Es handelt sich auch hier meist um Abschnürung durch die Bindenzüge. Nicht daß von vornherein der Arzt den Mullstoff so straff ums Bein gewickelt hätte. Das Perfide an diesen Erscheinungen liegt darin, daß sie sich nachträglich selbst erzeugen. Es kommt häufig vor, daß nach Anlegung des Verbandes, handle es sich um Knochenbrüche, operative Eingriffe oder Entzündungen, das Bein anschwillt, indem reichliches Serum ausschwitzt oder ein Bluterguß unter die Haut bricht. Anfangs gibt das Polster nach; es wird zusammengepreßt. Später trifft die Schwellung auf den starren Gips und preßt nach innen auf die Gefäße und Nerven. Stauung, sogar vollständige Abschnürung folgen in kurzer Zeit. Man darf nicht zögern; lieber den Verband schädigen als seinen Inhalt!

Beim nächsten Patienten, der an einer eiternden Hüftgelenksentzündung leidet, sehen Sie in der Gegend des Rollhügels ein großes „Fenster“ im Gips. Ein viereckiges Stück wurde hier entfernt, um zu der darunter liegenden Fistel einen Zugang zu schaffen. Wie Sie das „Magenloch“ eines Korsetts ausschneiden, so öffnen Sie ein derartiges Fenster, solange der Verband noch nicht zu hart geworden. Sonst müssen Sie mit Hilfe einer Säge die viereckigen Stücke unter erheblicher Staubentwicklung oft recht mühsam heraussägen. Wo das Material spröde, dürfen Sie die Ränder mit etwas Karbollösung oder reinem Wasser befeuchten, damit die Wunde nicht mit Gipspulver verschmiert werde. Ihre weitere Versorgung übernimmt der Arzt.

„Fenster“ pflegen wir auch auszuschneiden, wenn der Patient über umschriebene Schmerzen klagt. Wir denken dabei an Druckgeschwüre, die — zum Glück — selten entstehen, wenn der Verband an einer Stelle nicht zirkulär drückt. Anfänglich ist die Haut nur gerötet; es kann sich eine Blase bilden, die aufgescheuert wird, und schließlich finden wir ein mehr oder weniger tiefes Loch, das übelriechendes, eitriges Sekret ausstößt, sich tief bis auf glänzende Sehnen oder gar Knochen gefressen hat. Meist tritt dieser „Dekubitus“ auf, wo die harten Knochen oberflächlich unter dünner Haut liegen, der Druck von außen ungehemmt auf Gegendruck trifft, so daß dazwischenliegendes Gewebe zerpreßt wird. Magere Personen sind besonders gefährdet an den Hacken, im Kreuz, über den Dornfortsätzen, Schulterblattkämmen, am Hinterhaupt. Wo durch Lähmungen oder große allgemeine Schwäche infolge langdauernder Erkrankungen die Ernährung gewisser Partien oder des Gesamtkörpers leidet, wo durch Sekrete oder Exkremente die Oberfläche gereizt ist, da lauert die Dekubitusgefahr. Durch sorgfältige Polsterung und peinliche Sauberkeit müssen wir ihr entgegenwirken. Wie Sie sehen, lassen wir das Fenster offen, bekleben seine Ränder mit

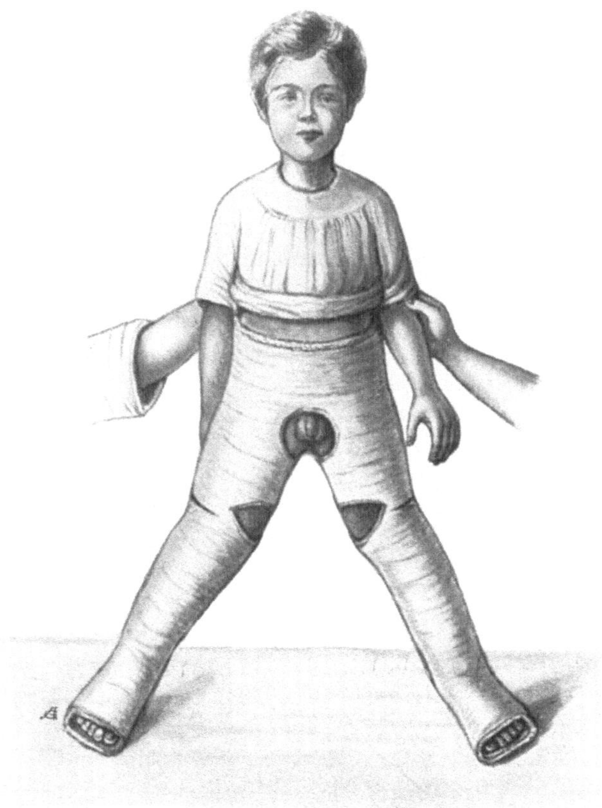

Abb. 66. Spreizgips zur Korrektur von X-Beinen.

etwas Heftpflaster oder fassen sie mit einer Stärkebinde ein, um ein Abbröckeln zu vermeiden. Die Wunde bedecken wir mit steriler Gaze oder einem Salbenverband.

Weiterhin fallen Ihnen durch die Form ihrer Fensterung einige Spreizgipse auf, die wir um X-Beine gelegt haben (Abb. 66). Es handelt sich um Verbände, die an einer Stelle beweglich gemacht wurden, um eine Art Gelenk zu schaffen und auf diese Weise Stellungskorrekturen vorzunehmen. Beim X-Bein muß sich der Unterschenkel in Adduktion begeben. Das erzielt man, wenn über dem inneren Kniegelenkspalt ein großes Oval ausgehoben, über dem äußeren ein Schnitt durch den Gips geführt wird. Zwischen beiden Öffnungen müssen vorn und hinten kleine Gipsbrücken bestehen bleiben. Durch Einschieben keilförmiger Holz- oder Korkstücke in den äußeren Spalt treten seine Ränder klaffend auseinander, die Konturen des Ovals verschmälern sich, und man erzielt eine Stellungskorrektur des Beines. In Etappen läßt sich die Redression vermehren. Der erwünschte Grad wird durch Umlegen einiger Gipsbinden fixiert.

Solche Stellungskorrekturen können überall vorgenommen werden und erübrigen die Anschaffung teurer Apparate.

Wir wollen noch erörtern, wie Gipsverbände zu verstärken sind. Häufig kommt es vor, daß ein Verband partienweise sehr fest, an einigen Orten aber weich oder bröcklig geworden ist, sei es durch längeren Gebrauch, sei es durch schlechte Herstellung. Nicht immer wird es nötig sein, ihn ganz zu ersetzen. Man kann ihn verstärken. Zu diesem Zwecke muß er mit nassem Mullstoff umwickelt werden, über welchen erst die frische Gipsbinde zu liegen kommt, da sie sich sonst beim Trocknen nicht mit dem alten Gips bindet. Häufig benutzen wir die Bandeisenschienen oder Streifen von Fournierholz mit Vorteil. Auf diese Weise ersparen wir uns manche Mühe, dem Patienten unnötige Kosten.

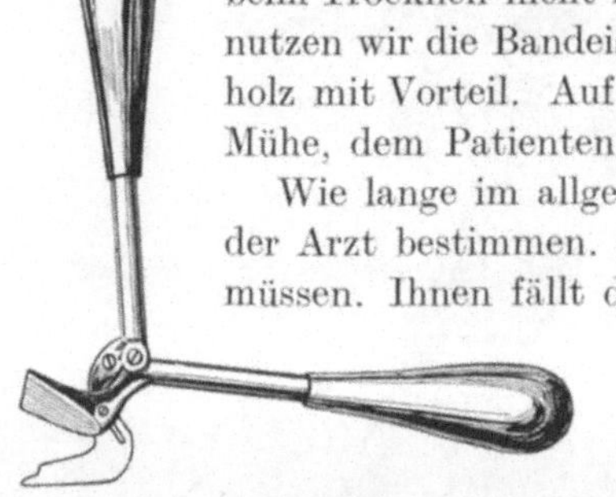
Abb. 67. Gipsschere von Stille.

Wie lange im allgemeinen ein Verband liegen bleibt, wird der Arzt bestimmen. 3, 4 ja 8 und 10 Wochen kann er liegen müssen. Ihnen fällt die recht beschwerliche Arbeit zu, ihn zu entfernen. Er muß aufgeschnitten werden. Verschiedene Instrumente sind ersonnen worden. Am besten hat sich die Gipsschere von Stille bewährt, die den härtesten Verband durchfrißt. Man durchtrennt beide Längsseiten, so daß eine vordere und eine hintere Schale entstehen, die ohne lästiges und gefährliches Zerren vom Glied abgehoben werden können. Das zangenartige Instrument muß mit seinem unteren Blatt parallel zur Haut zwischen Polster und Gips vorgeschoben werden, während ein Schließen der Griffe in unveränderter Stellung den Scherenschlag setzt. Hüten Sie sich davor, durch hebelnde Bewegungen die innere Schneide ins Fleisch zu pressen. Wenn auch nennenswerte Verletzungen ausgeschlossen sind, genügt ein leises Kneifen, unruhige Patienten zu ängstigen. Die ohnehin anstrengende Arbeit wird durch das Gebrüll zappelnder Kinder nicht leichter.

Zum Schlusse möchte ich noch auf die Herstellung von Abgüssen und abnehmbaren Hülsen zu sprechen kommen.

Abgüsse von Körperteilen werden angefertigt, wenn es gilt, ein möglichst getreues Abbild des betreffenden Oberflächenreliefs zu haben, sei es um künstliche Glieder, sei es, um Apparate nach dem Modell zu arbeiten. Zu diesem Zwecke wird das Glied entweder gut rasiert, eingefettet oder mit einer Papierbinde sorgfältig umwickelt, um ein Ankleben der Haare am Gips zu verhindern. Die Extremität wird in die richtige Stellung gebracht und vorn in ihrer Längsrichtung mit einem Draht oder einer feuchten Schnur armiert, die beim späteren Aufschneiden wegleitend sein soll. Darüber kommt der dünne Gipsverband zu liegen, der, kaum daß er erhärtet, mit scharfem Messer längs des Drahtes durchtrennt wird. Der Draht muß dabei stark angehoben werden, um die Gipsschicht und damit das Messer von der Haut zu entfernen. Eine Verletzung ist bei einiger Vorsicht auf diese Weise ausgeschlossen. Das Negativ wird durch vorsichtiges Spreizen der Schnittränder gelockert und wie ein Rohr vom Glied gezogen. Zum Trocknen hängen wir es auf, um es später mit einer Gazebinde zu umwickeln und nach Einölen seiner Innenfläche mit dünnem Gipsbrei zu füllen. Der Ausguß stellt das gewünschte Positiv dar.

Sie werden nicht in die Lage kommen, größere Abgüsse selbständig anzufertigen. Dagegen müssen Sie in der Herstellung von Plattfußabdrücken unterrichtet sein. Meist macht man sie mit Gipsbinden (eine 15er Binde sollte für den Erwachsenen genügen). Der Draht kommt auf den Fußrücken zu liegen. Die Touren werden um den Fußrand herumgeführt, die herabhängenden Teile der Binde flach an die Sohle gedrückt, so daß ein Schuh entsteht, den man durch kreuzweise Touren über Rücken und Knöchel etwas stärkt. So stellt man den Fuß des auf dem Tische sitzenden Patienten auf einen bereit gestellten Stuhl und läßt ihn durch das Gewicht des Unterschenkels leicht belasten. In der Gegend des Längsgewölbes muß der Gips exakt anmodelliert werden. Nach seinem Erhärten wird er auf der Vorderseite längs des Drahtes aufgeschnitten und wie ein Pantoffel ausgezogen. Durch Abtragen der oberen Ränder geben wir ihm die Form eines Kanoes.

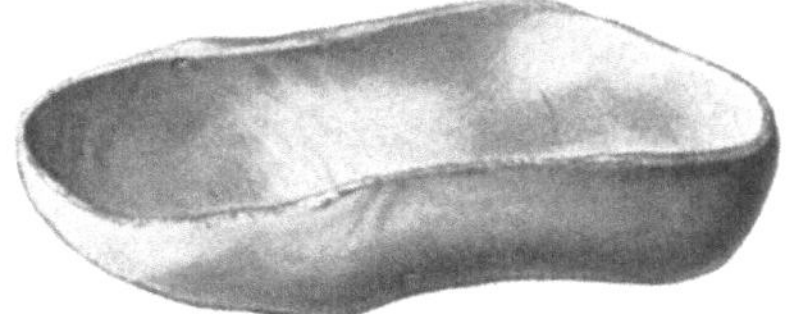
Abb. 68. Gipsbindennegativ für Einlage.

Oder wir umgießen den nackten, eingeölten Fuß mit Gipsbrei. Zu diesem Zwecke geben wir in eine Schüssel etwas Wasser und streuen Gipspulver hinein, bis der weiße Bodensatz den Spiegel erreicht. Das Gemisch muß durchknetet werden; es erlangt bald die Konsistenz von Schlagsahne. Darauf häuft man so viel auf ein Brett, daß der Fuß bequem darin Platz findet. Der auf einem Stuhl sitzende Patient stellt ihn mitten in den Brei. Er darf dabei nicht zu sehr belasten, da die Sohle sich sonst durchdrückt. Wo die Ränder zu niedrig sind, den Fuß nicht bis gegen seine dorsale Partie bedecken, können sie durch Anklecksen von Gips erhöht werden. Zwei Minuten sollten genügen, um ihn zum Erstarren zu bringen. Wird der Fuß vorsichtig herausgehoben, so haben wir einen in feinsten Einzelheiten getreuen Abdruck, der fest auf dem Brettchen sitzt.

Beide Negative können nach dem Trocknen eingefettet und mit ebensolchem Gipsbrei ausgegossen werden. Als Resultate erhalten wir ein Positiv, auf dessen Oberfäche die Einlagen gewalkt werden.

Je dünner und leichter ein solcher Abguß ist, desto besser vermögen wir ihn der Körperoberfläche anzumodellieren, desto eher wird er verwendungsfähig. Es ist eine Kunst, ihn in guten Exemplaren herzustellen.

Ähnlich wie Abgüsse werden die abnehmbaren Gipsverbände hergestellt. Auch sie stellen Hohlformen dar, die mit Trikot ausgepolstert als Korsette, als versteifende Hülsen usw. vom Kranken getragen werden. Sie haben vor den Verbänden den Vorteil, daß sie ausgezogen werden können, vor den Stoff- und Lederapparaten den der Billigkeit voraus. Wir wollen ihr Entstehen kurz am Beispiel eines Stützkorsetts erläutern.

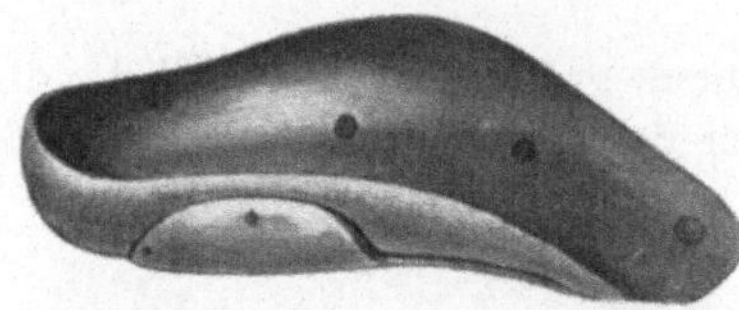

Abb. 69. Einlage nach Gipsmodell.

Ein Trikotschlauch, dessen Länge vorher abgepaßt wurde, wird über den Rumpf des Kranken gezogen, der in einer Hängevorrichtung eingespannt ist. Faltenlos muß der Stoff sich der Haut anschmiegen. Über dies erste kommt ein zweites Trikot zu liegen; zwischen beide steckt man auf der Vorderseite einen Draht, der vom Kinn zur Schamfuge zieht. Jedes dieser eng anliegenden Leibchen muß einzeln zwischen den Oberschenkeln — im „Schritt" sagt der Schneider —, ebenso auf den Schultern provisorisch vernäht werden, damit sie ringsum knapp und glatt sitzen. Jetzt beginnen die Bindenwicklungen; langsam, stets zu drei Viertel sich deckend, steigen sie empor, werden sorgfältig um Darmbeinkämme und Taillen modelliert. Drei bis vier Lagen sollten genügen. Längs des Führungsdrahtes schneidet ein scharfes Messer das Korsett ein, sobald es erstarrte, wobei das dem Verband anliegende Trikot mit durchtrennt wird. Es klebt am Gips und bleibt nachträglich als Polster liegen. Bevor durch behutsames Auseinanderdrängen der klaffenden Ränder das Gebilde vom Leib abgezogen wird, können die endgültigen Begrenzungslinien mit Blaustift eingezeichnet werden. Solange wir ihren Verlauf am Körper selbst nachzuprüfen vermögen, gehen wir dabei sicher. Schließlich nehmen wir den Verband ab, was infolge der Elastizität des Materials, auf die wir das ganze Verfahren bauen, bei einiger Vorsicht gut geht. Der untere Trikotschlauch kann später wieder Verwendung finden. Er dient nur als Hautschutz und läßt sich durch Gaze- oder Papierstreifen ersetzen. Nach dem Trocknen erfolgt die weitere Verarbeitung des Korsetts in der Werkstatt des Bandagisten. Er versieht es mit einer Schnürung und faßt die Ränder mit Lederstreifen ein.

Zu abnehmbaren Hülsen bedient man sich mit Vorteil der Gipsleimbinden, die einen leichten, zähen und sehr elastischen Verband anfertigen lassen. Man verwendet dazu besonders locker gewickelte Gipsrollen, welche statt in Wasser in einer dünnen Lösung aufgekochten Tischlerleims (300 g auf 1 l Wasser) eingeweicht werden. Die Schichten kommen langsam zum Erstarren, halten dafür aber um so fester. Um das Abnehmen der Hülse zu erleichtern, legt man eine ganz dünne reine Gipsschicht dem Verband zugrunde. Sie erstarrt schnell und hält die erst nach Stunden erhärtenden Gipsleimschichten in Form.

12. Vorlesung.

Die Arbeit im Operationssaal.

Einige Bemerkungen über Antiseptik und Aseptik.

Schon die alte Medizin hielt Sauberkeit für eines der sichersten Mittel, Krankheiten von sich fern zu halten. Erst dem 19. Jahrhundert gelang es indessen, die Wege der Infektion zu erkennen und Mittel dagegen zu finden.

Das Grundprinzip der *Aseptik* ist folgendes: Die Bakterien, welche die zur Operation nötigen Gegenstände bewohnen, müssen vernichtet werden, bevor der Eingriff erfolgt[1]. Dies gelingt durch Kochen; wo dies nicht ausführbar, sollen sie durch sorgfältige Waschungen weggeschwemmt oder durch schwach antiseptische Lösungen (Alkohol 70%, Sublimat 1%) unschädlich gemacht werden. Zwei Vorgänge begegnen sich in ihrer Wirkung: Sterilisation und Desinfektion. Absolut einwandfreie Resultate gibt nur die Sterilisation, die Abtötung aller Lebewesen durch kochendes Wasser, durch strömenden Wasserdampf, durch Erhitzen im Trockenofen auf sehr hohe Temperaturen. Dadurch werden alle Lebensmöglichkeiten vollständig ausgeschaltet; ein Objekt, das wir solchem Prozeß unterworfen, beherbergt nur noch Leichen seiner schädlichen Bewohner; es vermag keine Infektion mehr hervorzurufen, ist steril. Nicht so sicher sind die Maßnahmen der Desinfektion. Wohl vermögen auch Chemikalien den Schädlingen den Garaus zu machen; meist benötigt man aber dazu einer Lösungskonzentration, welche die zu desinfizierenden Gegenstände ebenfalls verletzt. Eine strikte Grenze ist ihr gezogen bei der Säuberung unserer Haut, wo gerade die schlimmsten Erreger zu brüten pflegen. Daß hier an eine Sterilisation nicht zu denken ist, wird Ihnen selbstverständlich erscheinen. Der moderne Chirurg sieht daher in der Reinlichkeit von Hand und Körper die sicherste Gewähr einer Fernhaltung krankheitserregender Bakterien. Sie ist das Geheimnis einer erfolgreichen Aseptik. Im Schmutz der Hautfältchen, im Talg verstopfter Drüsengänge, unter den Nägeln

[1] Die Antiseptik versuchte, die Keime in der Wunde zu vernichten durch Zusatz ätzender Chemikalien.

und in den Hornschichten der obersten Zellagen sitzen die Spaltpilze. Aber selbst sorgfältigstes Waschen vermag sie nicht ganz zu vertreiben. Daher die Forderung nach „Abstinenz der Hand". Der Arzt versteht darunter die Vermeidung jeder direkten Berührung infizierten Materials, z. B. faulender Gegenstände, durcheiterter Verbände, sickernden Wundsekretes. Er löst daher die verschmierte Verbandgaze mit Schere und Pinzette, ohne sie anzufassen; er wappnet sich zur Untersuchung organischer Abfallprodukte mit Gummihandschuhen. Daß eine exakte Körperpflege dazu beiträgt, Zahl und namentlich Gefährlichkeit der die Oberfläche bewohnenden Bakterien herabzusetzen, ist selbstverständlich.

Wenn wir im nächsten Abschnitt die Vorbereitungen zu einer Operation praktisch werden kennenlernen, wird Ihnen gewiß auffallen, daß w r der Aseptik nicht in allen Stücken folgen. Wir können nicht auf die Anwendung antiseptischer Mittel also keimtötender Chemikalien verzichten, sondern ziehen ihre Eigenschaften zur Verwendung heran, wo es sich um die Desinfektion der Haut handelt. An Stelle der einst vielgerühmten Karbolsäure sind in neuerer Zeit Sublimat, Alkohol, Jodtinktur getreten.

Die Errungenschaften, welche ich Ihnen in fast allzu knapper Kürze skizzieren durfte, sind im Verhältnis zu anderen Kenntnissen auf dem Gebiete der Medizin neuesten Datums. Die Vorgänge der Infektion sind für uns unsichtbar. Es wird darum auch für Sie, meine Damen, nicht leicht sein, sich in diese Dinge einzuleben. Die Praxis wird Ihnen das Gefühl für chirurgische Sauberkeit entwickeln helfen. Zur Selbstverständlichkeit muß es werden, die Hände vor Unrat zu schützen, wo es Sie reizt, helfend eingreifen zu wollen. Ihr Instinkt muß sich dagegen auflehnen, eine Wunde zu betasten. Zurückschrecken sollen Sie vor Berührung steriler Wäsche, gekochter Instrumente, solange Ihre Finger nicht vorschriftsgemäß desinfiziert sind.

So sehr Sie sich freuen mögen, den Operationssaal betreten zu dürfen, lassen Sie sich nicht entmutigen, wenn Ihnen Ungeschick zustößt oder die Ungeduld des Arztes entgegenspringt. Er muß verlangen, daß keine Verstöße gegen die Aseptik vorkommen; nur dann kann er die Verantwortung für seine Eingriffe übernehmen. Darum gebe ich Ihnen einen Rat mit auf den Weg: Lernen Sie in der Theorie beherrschen, was die Praxis täglich verlangt! Hüten Sie sich vor Vielgeschäftigkeit! Sie verwirrt Ruhe und Überlegung, welche jeder Ihrer Handlungen nötig. Auf diese Weise werden Sie die Sicherheit der Bewegung erlangen, welche später die Vorgänge im Operationsraume so selbstverständlich erscheinen lassen.

Um Sie, meine Damen, mit den Räumlichkeiten, den Sitten une Gebräuchen dieser neuen Welt vertraut zu machen, möchte ich Sie an den Vorbereitungen zu einer Operation teilnehmen lassen. Sie folgen mir in den hellen, lichtüberfluteten Operationssaal. Er ist so gebaut, daß er möglichst leicht gereinigt werden kann. Weiß ist seine Grundfarbe.

Die Wände sind gekachelt oder mit Waschfarbe gestrichen. Der Fußboden ist glatter Zement oder Terrazzo. Wie Sie sehen, wird er von den Resten klebenden Blutes gesäubert, was sehr einfach durch Abspritzen mit Wasser geschieht. Die Wärterin fegt das Naß mit Lappen und Bürste in ein mitten im Zimmer gelegenes, vergittertes Abflußloch, nach dem der Boden von allen Seiten abfällt. Beachten Sie, wie leicht es ihr wird, die Ecken und Kanten zu reinigen; sie sind alle in Hohlkehlen und Rundungen verwandelt, in denen der Schmutz sich nicht verstecken kann. Glatt und schmucklos bietet sich der Raum; doch wird er in kurzem strahlen in Sauberkeit. In der Mitte, unter einem weitschirmigen, blitzblanken Beleuchtungskörper steht der einfache Operationstisch, auf dem die Kranken gelagert werden. Die fensterlose Wand birgt eingelassene Glasschränke, in denen regelrecht ausgerichtet und sortiert wie paradierende Soldaten die Instrumente sichtbar sind. Verschiedene einfache Tischchen, Drehstühle und Flaschengestelle stehen in Reih und Glied. In den Flaschen bewahrt man den Alkohol für die Händedesinfektion, sowie Lösungen von Karbol und Sublimat auf. Manche lassen durch Tretvorrichtungen ihren Hahn öffnen, so daß sie ohne Gefahr, die desinfizierten Hände zu verunreinigen, benutzt werden können. Eine Bank, die sich unter den Fenstern hinzieht, trägt eine Reihe schimmernder Nickelgefäße, sogenannter Verbandtrommeln, in denen die sterile Wäsche aufbewahrt wird. Eine Schwester beginnt im Vorraum die eben gebrauchten Instrumente zu putzen. Hier sehen Sie auch die Waschvorrichtungen, welche warmes und kaltes Wasser, regulierbar durch Arm- oder Kniehebel, aus der feinen Brause in glatte weiße Tröge spenden. Die Abflußvorrichtung ist durch Fußhebel zu betätigen, alles Einrichtungen, dazu bestimmt, sterile Hände vor Kontakt mit unsterilen Gegenständen zu sichern. Doch lassen Sie uns ein wenig der Schwester zugucken!

In dampfendem Wasser reinigt sie mit einer Bürste die blutigen Klemmen, Haken, Sonden, Scheren und Meißel, worauf sie sie einzeln mit sauberem Linnen trocknet. Sind sie zu einem septischen Eingriff, zu Spaltung von Abszessen, Abtragung brandiger Gewebe usw. benutzt worden, so müssen sie nachträglich nochmals aufgekocht werden. Die zerlegbaren Teile nimmt sie auseinander, um die Nischen und Rillen besonders gut auszuputzen, damit zurückbleibende Feuchtigkeit nicht an verborgenen Stellen Rost erzeuge. Denn obschon alle Instrumente vorzüglich vernickelt sind, greift der Gebrauch sie auf die Dauer doch an. Die sauberen, wieder zusammengefügten Teile werden darauf sortiert und im Schrank ausgelegt. Die Messer liegen schon drin, auf kleinen Bänkchen zur Schonung ihrer Schneide oder mit watteumwickelter Klinge. Sie wurden sofort nach Gebrauch sorgfältig abgerieben und getrocknet. Es folgen die Pinzetten, große und immer kleinere, die kräftigen Scheren bis hinüber zu den zierlichsten; verschiedene Sorten von Meißeln, Zangen, Schiebern, von Hämmern, Sägen, Löffeln; die Nadelhalter alle, deren Zusammensetzen soviel Kopfzerbrechen zu machen pflegt; in kleinen Schälchen nach drehrunden oder scharfkantigen, gebogenen oder mehr flachen Arten getrennt die Nadeln. Alles wie im Schaufenster geordnet, damit der Arzt durch raschen Überblick Notwendiges zur Vorbereitung bestimmen kann. Es wird nicht Ihre Aufgabe sein, bei großen Operationen zu instrumentieren. Dazu

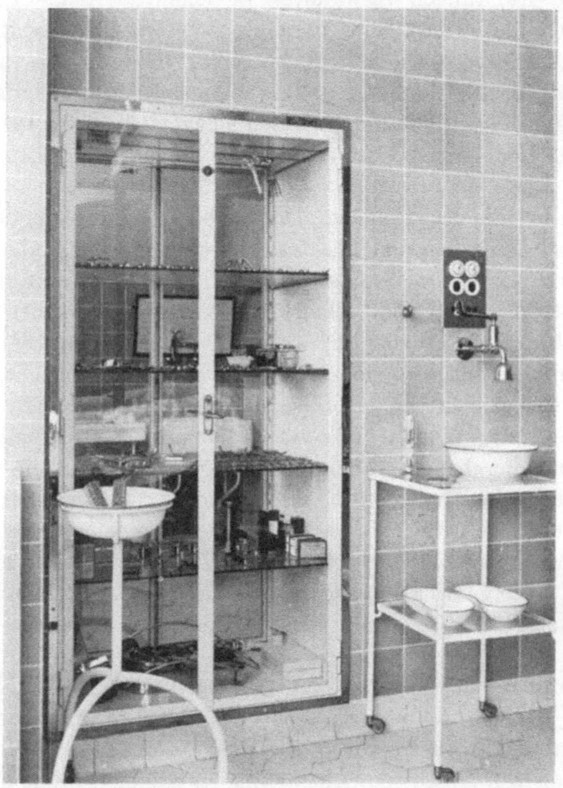

Abb. 70. Instrumentenschrank, im Operationssaal eingebaut.

erzieht sich jeder Chirurg seine Operationsschwester, welche die Eigenart seiner Technik bis in Einzelheiten kennt. Sie ist verantwortlich für alles, was im Saale in der Zeit zwischen zwei Eingriffen vor sich geht. Sie leitet die Sterilisation, legt Instrumente zurecht und hilft durch Handreichung dem Arzte bei seiner blutigen Arbeit. Ihren Anforderungen haben Sie sich daher in jeder Hinsicht zu fügen. Aber Ihre Hilfe wird man im Operationssaal nicht immer entbehren können, weshalb Sie lernen müssen, den wichtigen Platz auszufüllen.

Der Saal ist inzwischen gut gelüftet worden. Um das Aufwirbeln von Staub zu vermeiden, werden Wände gewaschen, Decke und Gegenstände feucht abgerieben. Schimmernd vor Sauberkeit glänzen Fußboden und Fenster.

Es gilt nun, den Vorrat an sterilem Verbandmaterial wieder aufzufüllen. Zu diesem Zwecke wird der Dampfsterilisator in Betrieb gesetzt, der im kleinen Nebenraum aufgestellt ist. Sie sehen einen zylindrischen Kessel, dessen schwerer Eisendeckel mit einem Gummikranz und Flügelschrauben armiert ist. Wenn wir ihn öffnen, erkennen wir, daß der Mantel doppelwandig angelegt ist; das innere Rohr steht vom äußeren nur um wenige Zentimeter entfernt. Dieser Zwischenraum wird bis zu einer bestimmten Höhe, welche am gläsernen Wasserstandsmesser festgelegt und abzulesen ist, mit gewöhnlichem Leitungswasser gefüllt. Er bespült auch den Boden des Kessels, da der innere Zylinder einen eigenen, leicht trichterförmigen Abschluß hat, der in ein nach außen mündendes, mit Ventil versehenes Kondensrohr ausläuft. Die mit Verbandsstoffen bepackten Trommeln werden im Bauch versenkt; der Deckel kann aufgeschraubt, der Brenner angezündet werden. Das Thermometer, das die Innentemperatur anzeigt, steigt auf etwa 105 bis 108°. Erst jetzt beginnt das Wasser eigentlich zu kochen und treibt den Dampf dem Widerstand des Ventils entgegen durch die Wäsche abwärts ins Kondensrohr, wo er sich zum Tropfen kühlt. $^1/_2$ bis $^3/_4$ Stunde genügen vom Moment des Auszischens heißen Dampfes an bis zur völligen Vernichtung aller Bakterien. Der Sterilisator darf geöffnet werden; die Trommeln lassen sich herausheben mit Hilfe besonderer Haken. Ihr Inhalt ist steril, solange er nicht mit unsauberen Gegenständen in Berührung kommt.

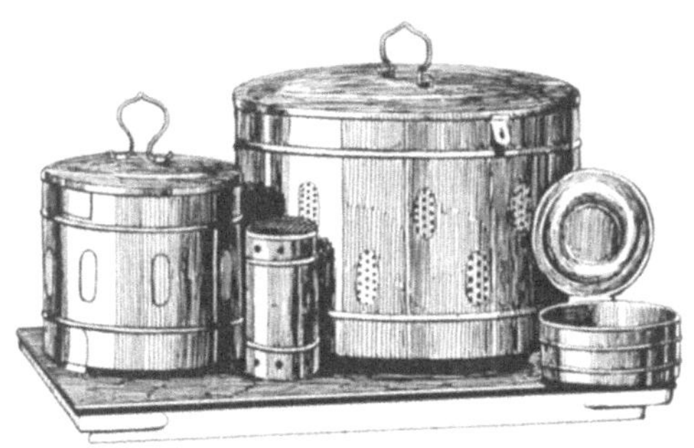

Abb. 71. Verbandtrommeln.

Die Verbandtrommeln haben einen dem Binnenraum des Sterilisators entsprechenden Umfang, doppelte Wandung, von denen die äußere verschieblich ist, so daß die in ihr befindlichen Luftlöcher mit denen der inneren zur Deckung gebracht oder nebeneinander gerückt werden können. Wir füllen sie mit dem nötigen Verbandmaterial, mit Mullplatten, Tupfern, Binden, mit Watterollen und Zellstoff, mit großen und kleinen Tüchern, mit Operationsmänteln, Hauben, Gesichtsschleiern und Handschuhen. Doch darf natürlich nicht alles kunterbunt durcheinander gepackt werden. Jedes Gefäß hat seinen bestimmten, bekannten Inhalt, aus dem einzelne Stücke entfernt werden können, ohne die andern in Unordnung zu bringen. Die Deckel lassen sich von oben fassen und aufklappen, ohne daß ihre Unterseite berührt zu werden braucht. Nur diese Vorsichtsmaßregeln gestatten, auf die Sterilität des Materials zu vertrauen. Die Trommeln, deren Luftlöcher dem Zutritt des Dampfes geöffnet waren, werden sofort nach Herausnahme aus dem Sterilisator und Verschließen dieser seitlichen Öffnungen in den Operationsraum gebracht und an ihrem Platze aufgestellt.

Das Sterilisieren der Instrumente geschieht durch viertelstündiges Kochen im Sodawasser. Wir nehmen 1 Eßlöffel Soda auf 1 Liter Wasser. Es verhindert frühzeitiges Rosten. Die Zeitdauer muß gemessen werden vom Moment des Aufbrodelns der Dampfblasen an. Damit die Nickelteile nicht durch direkte Berührung mit dem heißen Gefäßboden schadhaft werden, und damit man sie zusammen dem kochenden Wasser entnehmen kann, ruhen sie auf einer Art Rost, welcher in das metallene Becken paßt. Mittels zweier Griffe wird dieser Einsatz aus dem Wasser gehoben und auf den mit sterilen Tüchern bedeckten Instrumententisch gestellt.

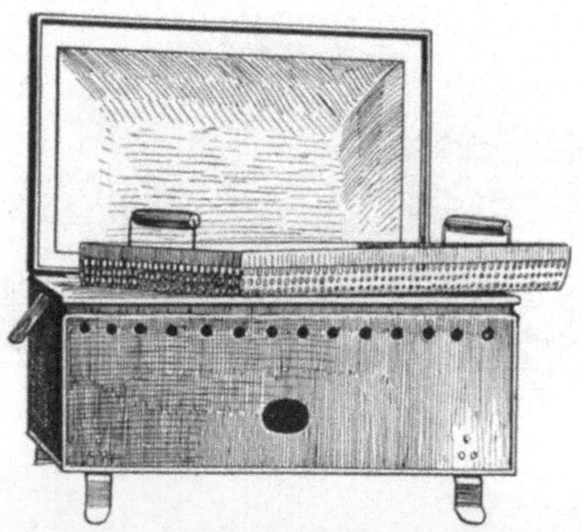

Abb. 72. Einfacher Instrumentenkocher mit Einsatz.

Eine besondere Vorbereitung verlangen die Messer, die beim Kochen leicht an Schärfe einbüßen.

Entweder muß die Klinge sorgfältig mit Watte umhüllt werden, oder wir legen sie 1 Stunde vor Gebrauch in konzentrierten Alkohol ohne sie zu erhitzen, wodurch sie ebenfalls steril werden.

Ebenso werden Spritzen selten ausgekocht. Wenn sie in allen Teilen aus Glas hergestellt sind, dürfen wir sie unbedenklich kochen. Nur muß dafür gesorgt werden, daß dies im Wasserbade geschieht und sie mit lauwarmem, am besten destilliertem Wasser aufgesetzt werden. Auf diese Weise vermeidet man ihr Springen und den Niederschlag von Salzen im Innern. Metallstempel sind stets vorher aus der Spritze zu entfernen, da sich Nickel stärker ausdehnt als Glas; beim Erhitzen würden sie den Zylinder sprengen. Meist sterilisieren wir sie wie die Messer durch Einlegen in 96% igen Alkohol, obschon das Kochen stets zuverlässiger ist.

Sehr wichtig ist die Vorbehandlung des Nahtmaterials. Die Seide wird nach dem Vorschlage von K o c h e r auf folgende Weise sterilisiert:

1. Aufrollen auf Glasspulen.

2. Einlegen in 70% Alkohol zum Entfetten, während etwa 12 Stunden. (Man darf die Konzentration auch bis auf 35% herunterschrauben, was durch Zugießen von destilliertem Wasser möglich ist.)

3. 10 Minuten lang kochen in Sublimatlösung 1:1000. Vorschrift ist: kalt aufsetzen, nach dem Kochen erkalten lassen (Glasspule!). Während der Operation wird die Seide aus der Flüssigkeit genommen.

Schwieriger ist die Zubereitung sterilen Katguts. Aus Hammeldarm gewonnen, quillt es beim Kochen. Man verwendet entweder fabrikmäßig hergestelltes, steril geliefertes Material oder man stellt sogenanntes Jodkatgut her:

1. Aufwickeln auf Spulen.
2. 24—52 Stunden einlegen in eine Lösung von Jod 2 g, Jodkalium 4 g in 1 Liter destilliertem Wasser.
3. Spülen in 90% Alkohol.
4. Aufbewahren in Alkohol (70—80%).

Oft braucht der Arzt während der Operation steriles Wasser oder physiologische Kochsalzlösung. Durch Kochen im Wasserbade gelingt die Entkeimung gewöhnlichen Wassers. Die physiologische Kochsalzlösung wird hergerichtet durch Zusatz von käuflichen Tabletten, die 8 g Kochsalz und 1,5 g kohlensaures Natron enthalten, zu 1 Liter destillierten Wassers. Öle und die meisten sonst ab und zu verwendeten Flüssigkeiten werden durch Erhitzen im Wasserbade auf 100° keimfrei. Statt dessen können wir sie im Trockensterilisator, einem heizbaren Kasten, während Stunden auf 80° und mehr erwärmen.

13. Vorlesung.

Die Operation.

Die Reinigung des Saales ist inzwischen beendet. Instrumente und Verbandstoffe sind sterilisiert. Alles steht für den Eingriff bereit. Der Patient wird auf einer Rollbahre in den Raum gefahren und auf dem Tische gebettet. Die Narkose beginnt.

Ärzte und die assistierende Schwester fangen an ihre Hände zu desinfizieren. Wir wollen den Vorgang genau verfolgen, da es für Sie von großer Wichtigkeit sein kann, wenn Sie sich auch kunstgerecht zu waschen verstehen.

Das Ideal der *Händedesinfektion*, eine sterile Haut zu erzielen, ist bis heute nicht möglich. Wir ertragen weder die hohen Temperaturen kochenden Wassers noch die starken Konzentrationen von Desinfizientien, um die Oberfläche unseres Körpers bis in die Poren und Drüsengänge hinein zu entkeimen. Wir schließen daher einen Kompromiß und versuchen die Hand so weit zu säubern, daß eine möglichst geringe Zahl nicht virulenter Bakterien auf ihr zurückbleibt. Dadurch, daß wir die Berührung mit schmutzigen, besonders eitrigen oder fauligen Gegenständen vermeiden, kommen wir diesen Forderungen entgegen. Eine 10—15 Minuten dauernde Waschung am heißen, fließenden Wasserstrahl mit kräftiger Bürste und Seife lockert die oberste Hornschicht, kratzt die abgestorbenen Zellagen ab und spült sie mit den anhaftenden

Pilzen davon. Die tieferen Partien quellen auf und fallen dem gleichen Schicksal anheim. Die Poren öffnen sich; die Haut fängt an, leicht zu transpirieren und verdrängt dabei eine Menge von Keimen aus den Verstecken und Gängen, so daß das Wasser imstande ist, sie weiterzubefördern. Wohl kann die Haut auf diese Weise im ganzen etwas bakterienärmer werden; die Infektionsgefahr wird nicht ausgeschaltet. An besonderen Stellen, im Nagelfalz und unterm vorspringenden Rand, hat sich Unrat angesammelt. Mit Hilfe der Schere und des Nagelreinigers werden diese Stellen angegriffen. Aus diesem Grunde ist der chirurgische Nagel wohlgepflegt, aber kurz. Nachdem der Seifenschaum von Arm und Fingern gespült, lassen wir eine Behandlung mit 70% Alkohol folgen. 5 Minuten lang reibt man Vorderarm, Hand und Finger in immerwährendem Turnus mit alkoholdurchtränktem Tupfer ab. Besonders die schwer zugänglichen Stellen, die Falten zwischen den Fingern, die Nagelbetten sind exakt zu reinigen. Ab und zu fügt man noch ein kurzes Bad in 1‰ Sublimatlösung an; doch stellt es keine Notwendigkeit dar.

Der Alkohol ist ein verhältnismäßig schwaches Bakteriengift. Seine ausgezeichnete Wirkung besteht darin, daß er die Haut leicht gerbt. Durch die Seifenwaschungen wurden nicht alle Keime von der Oberfläche gespült, und besonders in den Tiefen der Gänge liegen noch unzählige Mengen. Die freiliegenden Pilze vermag der Alkohol zu zerstören; die versteckten kerkert er ein, indem er die Poren der Haut zum Verschluß bringt. Auf diese Weise werden die Bakterien festgehalten und während der Dauer von etwa 2 Stunden, d. h. solange die Wirkung der Waschung anhält, unschädlich gemacht.

Auf ganz ähnliche Weise hat inzwischen eine geschulte Helferin das Operationsfeld des narkotisierten Kranken desinfiziert. Der Arzt wird in jedem Falle das Gebiet vorher genau bezeichnen. Die Seifenwaschungen, denen ein Vollbad tags zuvor vorangehen muß, werden meist schon auf der Krankenabteilung von der Stationsschwester durchgeführt. Zur Sauberhaltung wird das Glied darauf mit einer in 1‰ Sublimat gelagerten Mullbinde umwickelt oder in einen sterilen Verband gepackt. Handelt es sich um Erwachsene, so müssen die Haare sorgfältig abrasiert werden, da sie schwer zu desinfizieren sind und während der Operation oft störend ins Wundgebiet ragen.

Liegt der also vorbereitete Patient auf dem Narkosetisch, dann beginnt eine Wärterin die Haut des Wundgebietes mit Alkohol (70%) oder Äther abzureiben. Sie bedient sich dazu eines auf einer Klemme sitzenden Tupfers und wäscht sich vorher recht sorgfältig ihre Hände. Nachdem sie die Gegend des Schnittes erst gründlich gereinigt, wischt sie von diesem Zentrum aus die ganze Umgebung ab, indem sie stets von der Mitte nach außen streicht, um nicht Schmutz aus den Randpartien in die schon gesäuberten Teile zu verschleppen. Dabei wird der Tupfer einige Male gewechselt. Handelt es sich um Operationen an den Extremitäten, so wird das Glied von einer Hilfsperson an einer Stelle angefaßt, wo es nicht steril zu sein braucht, und hochgehoben. Auf diese Weise kann sein ganzer Umfang bestrichen werden. Sehr günstig sind zu diesem Zwecke einfache Flaschenzüge oder Rollen, die an der Decke über dem Tisch angebracht, gestatten, das Bein oder den Arm an einer sterilen Schlinge hochzuziehen und es im Schweben zu desinfizieren.

Der Alkoholreinigung folgt ein Anstrich mit dünner Jodtinktur, welche die ganze entkeimte Haut mit einer gleichmäßigen bräunlichen Schicht überdecken soll. Die käufliche 10% ige Jodlösung ist etwas stark, weshalb man sie durch Zusatz der gleichen Menge Alkohol mildert. Statt dessen kann man die Lösung, wie sie der Apotheker liefert, auf einen mit Alkohol getränkten Bausch auftropfen und verwenden. Das Jod wirkt als vorzügliches Desinfizens und tötet die Bakterien in den unteren Schichten der Haut. Da viele Menschen die Jodbehandlung ihrer Haut schlecht vertragen, ist es zweckmäßig, mit verdünnendem Alkohol nachzuwaschen.

Während der ganzen Prozedur müssen Sie peinlich darauf achten, die sterilen Gegenstände, die desinfizierte Haut nicht mehr mit Ihren Fingern zu berühren. Jedes noch so leise Betasten streift Bakterien von der Haut ab, welche die sorgfältigste Vorbereitung zunichte machen.

Bei Operationen im Gebiet der Extremitäten wendet der Orthopäde mit Vorliebe die Blutleere an. Die dazu benutzten Gummibinden werden durch Einlegen in Karbolwasser (wässerige, 2% ige Karbolsäurelösung) desinfiziert. Sonst stehen sie aufgerollt an trockenem Orte. Auch das Aufbewahren in 60% Alkohol, dem einige Löffel Glyzerin zugefügt wurden, gewährleistet ihre Sauberkeit und Haltbarkeit.

Inzwischen werden die Verband- und Wäschetrommeln vorsichtig geöffnet. Durch Bedecken mit sterilen Tüchern werden die unsterilen Körperteile geschützt, so daß während des Eingriffes nur ein kleines Stück Haut sichtbar bleibt. Um die gefährliche Nähe der Alltagskleidung auszuschalten, ziehen sich die an der Operation beteiligten Personen sterilisierte Mäntel an. Sie liegen derart in die Büchsen verpackt, daß die Hand, welche sie ihnen entnimmt, nur die Innenseite berührt. Das wird ermöglicht, wenn man die Ärmel einwärts schlägt und sie vierfach der Länge nach zum Schlusse der Breite nach wie die Hausfrau ihr Tischtuch zusammenfaltet. Sie müssen dem Arzt behilflich sein, den hinten schließenden Mantel zu knöpfen. Es braucht etwas Geschick, da Ihre unsterile Hand bloß die letzten Zipfelchen fassen darf. Der vorn oder zu beiden Seiten festgenähte Gürtel muß ebenfalls von der Hilfsperson an den Enden gefaßt und hinten geknotet werden. An manchen Kliniken finden Gesichtsschleier Anwendung, die nur die Augen freilassen und Mund, Nase und Haare bedecken. Durch diese Vermummung, zu der sich noch Handschuhe aus Gummi oder Zwirn gesellen, wird die Gestalt mit einer einwandfrei sauberen Decke umhüllt, deren Berührung mit gekochten Instrumenten, mit dem Wundgebiet keine Gefahr mehr bringt.

Die Operation nimmt ihren Gang. Am besten wäre es wohl, dem ganzen anwesenden Personal sterile Kleidung vorzuschreiben. Aus praktischen Gründen ein Ding der Unmöglichkeit. Der Arzt kann die Helferin aber nicht entbehren. Bald muß etwas geholt werden, bald wünscht die Narkoseschwester Unterstützung. Stühle sollen gerückt, Tischchen mit Tupfern herangerollt werden. Es kann daher nicht überflüssig sein, wenn ich einige Worte anfüge, wie man sich während des Eingriffes im Raum zu bewegen hat, um nicht zur Quelle mannigfachen Unheils zu werden.

Sie wissen, meine Damen, daß Bakterien überall vorkommen; nur in der staubfreien Luft fliegen sie infolge ihrer spezifischen Schwere nicht herum, sondern sinken zu Boden. Sobald aber Staub aufgewirbelt wird, finden sich mit den schwebenden Fäserchen auch Bakterien im Raum, welche sich da und dort, wo der Windhauch sie auf ihrem Fallschirm hingetragen, niedersetzen. Vermeiden Sie es, durch Erzeugung von Zugluft, durch zu heftiges Hin- und Hereilen die stets vorhandene Staubschicht von Boden und Wänden aufzuscheuchen. Sobald sie dem Chirurgen oder seinen Assistenten näherkommen müssen, haben Sie sich vor jeder Berührung peinlichst zu hüten. Für den Neuling bietet jeder Eingriff, nachdem die Schrecken erstmaligen Erblickens von Blut und Wunden vorüber, des Interessanten eine Menge. Niemals dürfen Sie sich verleiten lassen, um Ihre Neugierde zu stillen, die Schranken, welche Ihnen gezogen, zu überschreiten. Halten Sie sich also, bis man Sie ruft, in einer Ecke des Saales auf, bereit dem Winke des Arztes Folge zu leisten.

Mund und Nase, die Brutstätten von Bakterienkolonien, werden häufig zu Urhebern von Infektionen, sobald durch forcierte Ausatmung Flüssigkeitspartikel von ihren Wandungen gerissen werden, die stets mit Keimen überladen sind. Aus diesem Grunde muß es als hygienische Taktlosigkeit gerügt werden, wenn der Erfolg einer Operation durch zu schroffes Räuspern, durch Husten oder Niesen in Frage gestellt wird. Sollte die Energie nicht genügen, gegen einen Reiz dieser Art anzukämpfen, so hat man das Zimmer zu verlassen.

Bis jetzt habe ich nicht über die *Narkose* gesprochen. Es kann nicht Ihre Aufgabe sein, in unseren Kursen das Narkotisieren zu erlernen, große Erfahrung und schwesterliche Vorbildung sind Voraussetzungen, die Ihnen nicht zu Gebote stehen. Prinzipielles darf doch gesagt werden, da Sie häufig in die Lage kommen, nach dem Eingriff den Patienten bis zum Erwachen zu betreuen.

Die Narkose stellt nichts anderes dar als eine zur tiefen Bewußtlosigkeit führende Vergiftung eines Körpers durch Äther oder Chloroform. Wir haben einen schwerkranken Menschen vor uns, der künstlich in diesen Zustand versetzt, künstlich darin erhalten wird. Meist ist der ganze operative Eingriff im Vergleich zu den Veränderungen der Betäubung und ihrer Einwirkung auf den Gesamtorganismus eine Kleinigkeit. Doch hat der durch Einatmung ätherischer Dämpfe erzeugte Schlaf, den wir benötigen, um dem Patienten Schmerzen, uns die störenden Abwehrbewegungen zu ersparen, das Gute, daß er mit all den gefährlichen Nebenerscheinungen nach Absetzen der Maske bald verschwindet. Die am längsten zurückbleibenden Schädigungen sind Katarrhe von Darm und Magen. Sie äußern sich durch Übelkeit, Erbrechen und Durchfälle. Das Erbrechen kann, wenn es während der Narkose oder vor dem Erwachen eintritt, schlimme Folgen haben, da die Betäubung den Schluckreflex unterdrückt und erbrochene Bestandteile, meist galliger Schleim, beim Einatmen in die Luftröhre gezogen werden können. Wird Ihnen ein Patient zur Bewachung anvertraut, so dürfen Sie, bis er nicht vollkommen munter ist, in keinem Falle von ihm weichen! Fängt er an zu würgen, so drehen Sie seinen Kopf zur Seite und schieben, indem Sie in der Schläfengegend mit beiden Händen den Kieferwinkel umfassen, den Unterkiefer nach vorn! Dadurch wird der Halseingang frei; der Kranke läßt den Mundinhalt ausfließen und vermag wieder zu atmen. Sobald sich irgendwelche Schwierigkeiten zeigen, indem sich die Zähne eisern zusammenschließen, oder die Atmung aussetzt, müssen Sie ohne Zaudern den Arzt oder eine erfahrene Krankenschwester zur Hilfe herbeiziehen. Inzwischen versuchen Sie, den Mund zu eröffnen, die Zunge mit Hilfe der Finger oder einer scharfen Zange zu fassen und nach vorne zu ziehen und den Mund mittels Mullbäuschchen zu reinigen. Minuten sind kostbar. Aus diesem Grunde stellt das Verlassen eines noch nicht erwachten Patienten eine Pflichtverletzung schwerster Art dar.

Nicht jeder chirurgische Eingriff verlangt die Narkose. Wir kennen in der sogenannten Lokalanästhesie einen Weg, umschriebene Körperabschnitte unempfindlich zu machen. Für rasch ausführbare, kleine Einschnitte, wie wir sie zur Eröffnung von Abszessen vornehmen, genügt es, die Haut im engen Bezirk zum Gefrieren zu bringen. Dadurch wird die Schmerzleitung unterbrochen. Wir verwenden schnell verdunstende Flüssigkeiten (z. B. Chloräthyl), die wir aufspritzen. Die Verdunstungskälte entzieht der Oberfläche so viel Wärme, daß sie zum Gefrieren kommt und sich nach wenigen Sekunden mit einer plötzlich aufschießenden Eiskruste überkleidet. Die Unempfindlichkeit hält aber nur 1 bis $1^1/_2$ Minuten vor.

Bei etwas länger dauernden Eingriffen kommen wir mit diesem Vorgehen nicht aus. Durch Einspritzen von Giften, welche die Nerven vorübergehend zu lähmen vermögen, in Haut oder größere Nervenstämme, läßt sich eine bis 2 Stunden dauernde Anästhesie erzeugen.

Als Injektionslösungen stehen die Kokainderivate im Gebrauch. Meist verlangt der Arzt eine $^1/_2$, 1 oder sogar 2% Novokainlösung, der geringe Mengen von Nebennierenextrakt zugesetzt werden. Diese Flüssigkeit kommt entweder steril in den Handel oder sie wird mit Hilfe von Tabletten vor dem Gebrauch hergestellt. Z. B. erhält man auf folgende Weise eine brauchbare, $^1/_2$%ige Lösung:

Auf 100 ccm Wasser wird eine Tablette (0,5 g) Novokain genommen, das Ganze im Wasserbad in einem Kölbchen $^1/_2$ Stunde lang gekocht, mit sterilem Wattebausch verpfropft und beiseite gestellt. Kurz vor Gebrauch kommen 8 Tropfen der käuflichen Adrenalinlösung dazu.

Es kann da und dort vorkommen, daß der Arzt kleine Eingriffe allein mit Ihrer Assistenz unternimmt. Ich denke an Abszessinzisionen, an Punktionen, d. h. Entleerungen von Höhlen durch Einstechen dicker oder dünner Hohlnadeln und dergleichen. Wenn er Sie auffordert, die Vorbereitungen zu treffen, so müssen Sie wissen, was er zur Behandlung benötigt. Ich stelle zu diesem Zwecke drei verschiedene Verzeichnisse zusammen, in denen die wichtigsten *Instrumente für bestimmte Verrichtungen* aufgeführt sind. Natürlich kann dieses Schema keinen Anspruch auf Allgemeingültigkeit machen. Es soll Ihnen Winke geben, die Sie zu Anfang mangels größerer Erfahrung am besten durch direkte Fragen ergänzen können. Statt der angeführten Karbolsäure werden häufig neuere Präparate bevorzugt. Jeder Arzt hat je nach Schulung und eigener Erfahrung besondere Wünsche, die er Ihnen mitteilen wird.

a) Zum Wundverbande oder zum Verbandwechsel werden Sie zwei Glasschalen mit 2% Karbolwasser oder Alkohol und folgende Instrumente bereitstellen:

1 Knopf- und
1 Hohlsonde.
2 chirurgische und anatomische Pinzetten.
1 gerade und 1 gebogene Schere.
2 Arterienklemmen.
2 Wundhäkchen.

Auf ein kleines Tischchen kommen zu stehen:

1 Trommel mit sterilen Tupfern und Platten, Watte oder Zellstoff.
1 Büchse mit Jodoformgaze; unsterile Watte, Mullbinden.
1 Flasche mit Wasserstoffsuperoxyd zur Lockerung anklebender Verbandteile.

b) Abzeßinzision:

Heftpflasterrollen; nierenförmiges Verbandbecken.

70% Alkohol in Schälchen zur Desinfektion der Haut.

Glasgefäße mit 96% Alkohol und 2 Messern.

Glasgefäß mit Karbolwasser und 2 Scheren, 4 Pinzetten, 2 Wundhaken, 2 Sonden, 1 Kornzange, 3—4 Klemmen.

Glasgefäß mit Karbolwasser und kurzen Gummischläuchen und gläsernen Drains, mehrere Sicherheitsnadeln.

1 Tube Chloräthyl.

Sterile Gummihandschuhe.

Jodoformgaze und steriles Verbandmaterial wie vorhin; verschiedene Verbandschalen; Klebestoff, Zellstoff und Mull.

c) Punktion eines größeren Ergusses:

Glasschale mit 96% Alkohol und einem Messerchen, zwei Hautnadeln und etwas Katgut.

Glasschale mit Karbolwasser und drei verschieden dicken Troikarts (Punktionsdolchen, deren Kern herausziehbar, so daß eine Metallröhre für den Abfluß des Eiters zurückbleibt).

Glasschale mit Alkohol (96%) und einer Pravazspritze von 1—2 ccm mit mehreren Hohlnadeln zur Vornahme einer Probepunktion.

2—3 Eiterschalen, eventuell ein steriles Reagensglas mit sterilem Watteverschluß.

1 Tube Chloräthyl.

Verbandstoffe, sterile und unsterile; Klebestoff, Heftpflaster.

1 Trommel mit sterilen Gummihandschuhen und Operationstüchern.

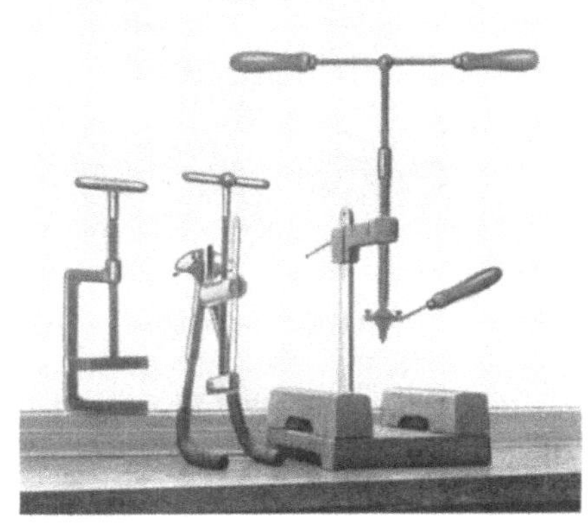

Abb. 73. Einige Redressionsapparate.

Eine Eigentümlichkeit der Orthopädie muß ich zum Schlusse erwähnen. Der Laie versteht unter der Bezeichnung Operation einen blutigen Eingriff in die Gewebe des lebendigen Körpers. Der Orthopäde kennt auch *unblutige Operationen,* zu denen er das gewaltsame Brechen von Knochen, die Osteoklasie, sowie das gewaltsame Redressement rechnet. Da bei diesen Behandlungsarten eine Durchtrennung der Haut vermieden wird und nur innere Wunden entstehen, fehlt die Möglichkeit einer Infektion von außen. Die Vorbereitungen dazu benötigen daher nicht die Peinlichkeit aseptischer Operationen. Händekraft genügt in den wenigsten Fällen, um zum Ziele zu gelangen, weshalb verschiedene häufig gebrauchte Apparate Verwendung finden, die den Namen „Osteoklasten" führen. Die Abbildungen 73 und 74 zeigen derartige Instrumente, für deren Instandhaltung Sie Sorge zu tragen haben.

Die unblutigen Operationen werden durchwegs in Narkose vorgenommen. Das entsprechende Operationsgebiet, ein Fuß, ein Unterschenkel, eine Hüfte, wird ebenso sorgfältig gewaschen wie vor einem blutigen Eingriff, aber nicht desinfiziert. Wir können eine sterile Mullbinde umwickeln, da sich gelegentlich kleine Einrisse der Haut ergeben, die auf diesem Wege vor Verschmutzung bewahrt werden.

Die Anwendung starker Druck- und Zugkräfte macht gewisse Schutzmaßnahmen unentbehrlich. Eine vorsorgliche Polsterung hat alle der

Quetschung ausgesetzten Punkte der Haut zu schützen. Sie müssen also Filz, Watte und die mit gemahlenem Gummi ausgefüllten Polsterkissen gebrauchsfertig in verschiedenen Größen bereit halten (sogenannte Faktiskissen). Ebenso sind alle Utensilien für den folgenden Verband vorzubereiten, da nach der Operation fast immer Gipsverbände angelegt werden. Die Osteoklasten und Redressionsapparate bedürfen einer subtilen Wartung; das mühelose Spielen aller Gewinde, Schraubenspindeln und Gelenke ist Voraussetzung ihrer guten Wirkung.

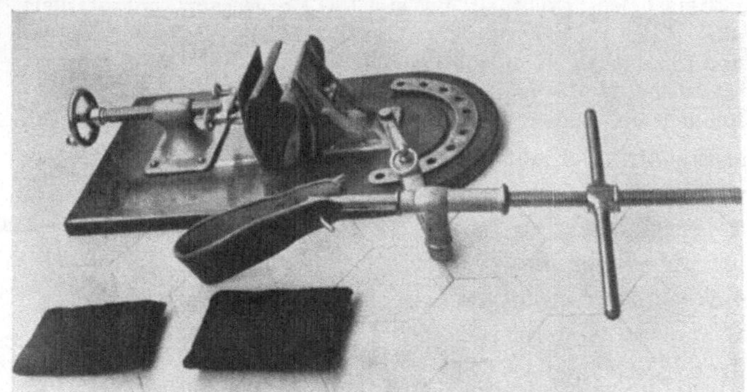

Abb. 74. Osteoklast von Stille-Lorenz mit Faktiskissen.

Die Arbeit im Operationssaal, meine Damen, zeigte Ihnen des Interessanten viel. Sie werden nie den überwältigenden Eindruck verlieren, den Sie als Neuling empfangen haben, daß Sie ernsten und oft entscheidenden Ereignissen beiwohnen. Man würde verstehen, wenn Sie diese Tätigkeit dem Kommandieren im Turnsaal, der Massage vorziehen möchten. Vergessen Sie darum nicht, daß trotz der großen Verantwortung Ihres Wirkens bei Operationen Sie doch nur Handreicher des erfahrenen Arztes sind, während Ihre Bemühungen am skoliotischen Kinde den Reiz eigensten Schaffens haben. Wenn Sie sich diese unbestreitbare Wahrheit vor Augen halten, dann wird sich Ihre Liebe zum Beruf gerechterweise auf alle seine Zweige verteilen.

Sachverzeichnis.